新婚健康
知识图册

张楚南
刘忠华
主编

U0206315

中国健康传媒集团
中国医药科技出版社

内 容 提 要

本书详细介绍了新婚夫妇应该了解的健康知识，内容包括性的生理和心理特点，婚前检查，新婚性生活常识、意外处理，孕育与避孕知识，蜜月期的卫生防病，以及常见性疾病的防治等。全书通俗易懂，科学实用，图文并茂，可读性强。可供新婚夫妻和准备结婚的青年男女阅读，也可供健康教育工作者参考。

图书在版编目（CIP）数据

新婚健康知识图册 / 张楚南，刘忠华主编 . — 北京：中国医药科技出版社，2018.1

ISBN 978-7-5067-9798-6

Ⅰ . ①新… Ⅱ . ①张… ②刘… Ⅲ . ①性知识—图集 Ⅳ . ① R167-64

中国版本图书馆 CIP 数据核字（2017）第 296201 号

美术编辑 陈君杞

版式设计 锋尚设计

出版	中国健康传媒集团｜中国医药科技出版社
地址	北京市海淀区文慧园北路甲 22 号
邮编	100082
电话	发行：010-62227427 邮购：010-62236938
网址	www.cmstp.com
规格	710×1000mm ¹/₁₆
印张	9
字数	141 千字
版次	2018 年 1 月第 1 版
印次	2021 年 3 月第 3 次印刷
印刷	廊坊市海玉印刷有限公司
经销	全国各地新华书店
书号	ISBN 978-7-5067-9798-6
定价	29.00 元

获取新书信息、投稿、为图书纠错，请扫码联系我们。

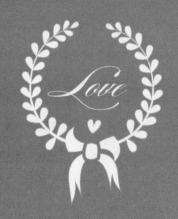

前言

新婚对人们来说，是一生中最为难忘的事情，在人们眼中，结婚意味着执子之手，与子偕老。从医学的角度看，结婚还意味着生命的延续。

为了帮助即将步入婚姻殿堂的新郎新娘更好地了解新婚健康知识，正确、自如地应对新婚中可能出现的健康问题和一些令人尴尬的场景，我们编写了这本《新婚健康知识图册》。本书用通俗易懂的语言详细介绍了婚前应知的常识、蜜月中的性爱技巧、科学避孕和优生优育，以及婚后夫妻保健知识等，希望能为广大的新婚夫妻提供帮助。

新婚是幸福、甜美的，我们衷心祝愿天下所有的有情人拥有健康、幸福、美满的婚姻！

限于编写人员的水平，书中难免存在缺点和不足之处，敬请读者朋友批评指正。

编者

2017 年 8 月

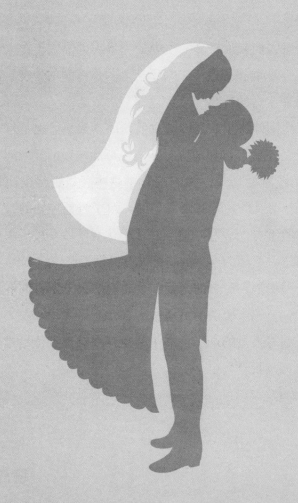

Wedding

目 录
contents

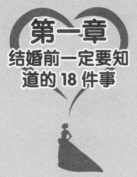

第一章
结婚前一定要知
道的 18 件事

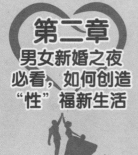

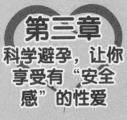

第三章
科学避孕，让你享受有"安全感"的性爱

第四章
优生优育，打算要
孩子的一定要看

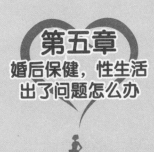

第五章
婚后保健，性生活
出了问题怎么办

第一章

结婚前一定要
知道的 18 件事

结婚意味着什么

在一般人的眼中，结婚意味着两个人紧密相拥，执子之手，与子偕老，互相在对方的眼睛里看到自己美丽地老去，在复杂的社会中担负起自己的责任，并且恩爱地生活到老。在专家的眼中，真正的结婚分为七种精神境界：情欲、精神、浪漫、现实、哲学、持久和理智。但从社会学和医学的角度来看，这些还远远不够。从社会学的角度说，结婚意味着必须承担起三种崇高而神圣的责任！一是家庭责任，二是社会责任，三是国家责任，只有这样，才是结婚的最高精神境界，回避这些基本责任，婚姻的结果是痛苦的，是不堪一击的。从医学的角度说，结婚还意味着生命的延续。

结婚的最佳年龄

据研究，男女青年在 24 ~ 25 岁结婚合适，25 ~ 29 岁生育最适宜。因为此时男女青年生命活动最旺盛，是结婚生育的最佳年龄。

从生理上来讲，男性在 16 岁左右开始进入青春发育期，睾丸发育成熟，能生成精子时就具备生育能力了，50 岁以后生育能力逐渐降低。女性在 14 岁左右开始进入青春发育期，卵巢发育成熟，开始周期性排卵和月经来潮就意味着具备了生育能力，生育时间一般可持续 30 年左右，25 ~ 35 岁这段时候是生育功能最旺盛的时期。

针对什么时候是最佳生育年龄这个问题，相关专家抽查了我国部分省市 11 个县的 302 个家庭，对 1150 名儿童进行调查分析，结果表明：智力和体质最好的孩子，其父亲生育年龄是 29 岁左右，母亲生育年龄是 26 岁左右。其他研究也指出：最适合女性生育的年龄为 25 ~ 29 岁。

临床实践证明，女性在此年龄之间，生育力较旺盛，子宫收缩力很好，出现难产的概率较小。如产妇年龄太小（如小于 20 岁），易合并妊娠中毒症、早产，也可因骨盆发育不完全而致难产；产妇年龄过大，特别是超过 35 岁，卵细胞发生畸变的可能性增加，因此胎儿畸形的发生率与孕妇年龄过大有明显关系。据报道，产妇的年龄与胎儿先天愚型的发生率紧密相关：在 25 ~ 29 岁，先天愚型儿的发生率仅为 1/1500；30 ~ 34 岁为 1/900；35 ~ 39 岁则上升到

1/300；45 岁以上竟达 1/40。母亲年龄过大，还常常发生其他染色体异常及体力、智力先天不足。

对于男性来说，生育年龄与婴儿的质量也有关。一般男性在 25～35 岁精力充沛，身体健壮，精子的质量较高。父亲年龄的增加也使某些染色体病更趋复杂化。资料显示，新生儿死亡率随父亲年龄增加而增长，父亲年龄超过 40 岁，子女发生畸形者超过对照组 1 倍。因而，高龄男性的生育对优生同样是有害的。

同时，有人研究发现，夫妇之间有深厚的爱情，性生活和谐美满，在双方都愿让爱情发展到一个更新的高度、结出美丽的果实、生个健康娃娃时，心理上处于最佳状态，此时怀孕最为适宜。

如何进行结婚登记

申请结婚的当事人，首先要知道办理婚姻登记的机关。在城市是街道办事处或区人民政府民政部门，在农村是乡（镇）人民政府。

申请结婚的当事人需持户口簿、身份证到男方或女方常住户口所在地的婚姻登记机关，用黑墨水钢笔填写《结婚登记申请表》，并交纳结婚证工本费。办理结婚登记时，必须男女双方亲自到场，因为不仅要男女双方签名，而且还要按手印，所以必须同时到才可以办理相关手续。

建议到医院进行体检。可不要轻易地"省"去这一步，要知道这既是优生的先决条件，也是对自己进行一次全面系统的健康检查。对婚前体检不要有太多顾虑！

婚姻登记机关接到申请后，逐项审查当事人是否符合结婚条件。如：双方有没有达到法定婚龄，是否有疾病等。

第五步 经过审查，符合《中华人民共和国婚姻法》中有关结婚的规定的准予登记，就可以领到那一本大红的结婚证书了。

结婚登记，是婚姻有效的必要程序，是结婚仪式无法代替的。

婚前检查应成为每对恋人的自觉行为

婚前检查和咨询在一些发达国家已经成为一条法律规定，双方结婚前要交换健康诊断书。在我国，也曾有过硬性规定，结婚前必须进行婚前检查。目前由强制改为了自愿。但婚前检查应该成为每对即将步入婚姻殿堂的恋人的自觉行为。为什么呢？

（1）婚前检查有利于未婚夫妇双方的健康。一般情况下，青年人很少有机会进行全面体检。婚前检查提供了一次全面、系统的健康检查机会，可以发现疾病并及时治疗，特别是对暂时不宜结婚的疾病，例如麻风病、结核病活动期、精神病和急性传染病，严重的心脏病、肝脏病、肾脏病等，都暂时不宜结婚。必须待健康状况好转或疾病治愈后才能结婚。这对双方和未来的子女都是有好处的。对于患有疾病的人来说，身体本来就不好，如果操劳、忙碌，可使病情加重甚至危及生命。有的虽然结婚前不操劳，但由于身体不好，婚后性生活也可加重病情，对疾病恢复十分不利。

（2）婚前检查有利于未来的家庭幸福、夫妻生活的和谐。婚前检查是对身体各部位进行检查，当然也包括生殖器官的检查。这样就可以了解男女双方的生殖器官是否有先天畸形或异常，如女性的处女膜闭锁、先天无阴道、阴道横膈，男性的隐睾症、尿道下裂、包皮过长等。患有这些疾病的人要经过手术治疗后才能结婚。如果事先不检查、不治疗，会给夫妻双方带来痛苦。另外，婚前检查和咨询中，医生还会对即将结婚的男女青年进行必要的性生活指导，使新婚夫妻健康、愉快地度过新婚之夜。

（3）婚前检查有利于后代的健康。婚前检查是实现优生优育的第一道关口。目前遗传病有4000多种，没有根本治疗的办法，这些遗传病正威胁着数千万人的健康，给国家、民族和家庭带来痛苦与沉重的负担。通过婚前检查可以及时发现男女本人或双方家族中患遗传病的情况，并根据患病的真实情况进行遗传风险度测算及遗传方式的分析，在此基础上进行优生指导。如先天性聋哑、失明、白化病、精神分裂症等都有遗传的可能。如果夫妇双方或双方近亲中有患相同遗传病者，其后代的发病率相当高。婚前检查和咨询可以指导这些青年男女如何结婚、如何生育等。

（4）婚前检查有利于计划生育。婚前检查时，医生可以根据他们的情况指导避孕，介绍安全有效的避孕方法和注意事项，以利于日后的计划生育。

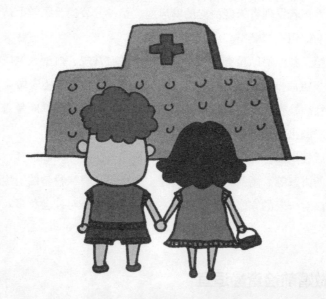

婚前检查包括哪些内容

婚前检查和咨询是一次全面、系统的健康检查，重点是遗传病、传染病和生殖器检查，具体项目如下。

（1）健康询问。了解双方既往身体健康状况，过去和现在患有何种疾病、治疗情况及目前情况如何等。有无遗传病、精神病和其他严重的疾病。女方的月经史和男方的遗精史等。

（2）家族史的调查。双方家族史的调查，包括直系、旁系亲属的健康情况，一般追溯到三代，重点是遗传病、遗传缺陷、畸形，以及拟结婚的男女之间有无近亲血缘关系等。

（3）全面的身体检查。主要检查营养、发育、精神状态、五官、血压、体重、心、肺、肝、脾等是否正常。男性的外生殖器，以及女性的乳房发育情况、有无肿块等也是必须检查的项目。同时女性的妇科检查应做肛查，了解子宫、卵巢发育情况，以及附近有无肿物等。若发现有不宜结婚的急性、慢性传染病或严重心、肝、肾等疾病，须治愈后才可结婚，以免给双方及后代带来痛苦；对男女生殖器官畸形，如男性尿道下裂、包茎，女性阴道横隔、处女膜闭锁、先天性无阴道等须在婚前治疗，不治疗的应向对方讲清楚，以免婚后发现增加家庭和社会的不安定因素；若发现有未经治愈的麻风病、精神分裂症及医学上认为不能结婚的疾病，应劝他们不要结婚。

（4）化验及其他辅助检查。男女双方都应做血常规、血型、做尿常规、肝功能和乙型肝炎表面抗原试验（HAA）、X光胸透等，必要时还应做染色体检查、精液检查及性病检查。女性通常需要做阴道分泌物检查，以判断是否有念珠菌、淋病双球菌和滴虫感染等。

（5）婚后性生活、性卫生知识的宣传，避孕方法的介绍和选择，计划生育的意义、政策的讲解等。婚前检查和咨询是一项严肃认真、科学的卫生保健工作，每个人都应该对未来的家庭、子女和对方负责，也应该对社会负责。

何时做婚前检查最适宜

不少年轻人在结婚登记前才去做婚前检查，这样做就太迟了。一是结婚前要忙于准备，身体很疲劳，精神又紧张，不宜做全面健康检查；二是一旦检查出患有不宜马上结婚的疾病，需治疗后才能结婚，往往使自己措手不及；三是不宜婚配的青年男女，如果在即将结婚时才发现，从感情上是难以接受的。那么什么时候做婚前检查最适宜呢？

（1）双方或一方家族中有遗传疾病的人，在即将确定恋爱关系前应做婚前遗传病咨询或检查，对是否可以婚配，未来的子女遗传病的发生概率如何，可请医生指导，以便及早做出分手或继续恋爱的决定。

（2）婚前健康检查应在婚前半年左右为宜，发现异常可及时进行治疗或矫正。

（3）结婚前3个月应在医院或计划生育技术服务站（室）接受性生活及避孕方法的指导。

婚前体检应该注意哪些事项

① 女性应该避开月经期。一是经期不方便检查，二是这时候检查会影响常规的化验结果。

② 体检当日应该空腹。因为婚检中有很多项目，如肝功能检查等，都是要求空腹抽血的，否则检查结果就会出现偏差。

③ 需要特别强调的是，在婚检的前几天一定要注意休息，不要太劳累，不能睡得太晚，更不要饮酒，因为如果休息不好，尤其是饮酒，都有可能导致肝功能化验结果出现异常。

哪些情况不适合结婚

首先，近亲不适合结婚。直系血亲和三代以内的旁系血亲禁止结婚。直系血亲指有直接血缘关系的人：生育自己和自己生育的上、下各代，如曾祖父（母）、祖父（母）、父母、孙子（女）、曾孙子（女）；外曾祖父（母）、外祖父（母）、外孙子（女）、外曾孙子（女）等。旁系血亲指相互之间有间接血缘关系的人，包括祖父母及父母的兄弟姐妹的子女，例如有叔伯姑舅姨侄甥表兄弟姐妹等关系的人。血缘关系还可根据基因相同程度来划分亲缘。一亲：血缘有 1/2 基因相同，指自己与父母、子女；二亲：血缘有 1/4 基因相同，指自己与祖父（母）、孙子（女）；三亲：血缘有 1/8 基因相同，指叔伯姑舅姨与侄甥二重表兄妹之间；四亲：血缘有 1/16 基因相同，指堂姑表、姨表兄弟姐妹之间的关系。

其次，带有遗传性疾病者不适合结婚，如各种重度智能低下者、常见的遗传性精神病、双方或一方有生殖器官畸形或有恶性肿瘤者、一方有严重的遗传病等。有性传播疾病或传染病仍在隔离期内，应待隔离期满或治疗痊愈后再结婚。

哪些人可以结婚但不宜生育

《中华人民共和国母婴保健法》规定："患有严重遗传病的如果采取长效避孕措施或绝育术后不生育的，可以结婚。"

> 严重遗传病是指由遗传因素引起的全部或部分丧失生活及劳动能力，而且后代再发病的风险概率高的疾病，主要有以下几类。
>
> ① 各种严重常染色体显性遗传病，如强直性肌营养不良、软骨发育不全、视网膜母细胞瘤、舞蹈病、痉挛性共济失调等。
>
> ② 双方患同种常染色体隐性疾病，如白化病、先天性聋哑。
>
> ③ 一方患多基因遗传病，并为高发家系，如先天性心脏病、精神分裂症等。
>
> ④ 其他致死致残的遗传病，如马方综合征。

患有以上严重遗传性疾病的人，在结婚后是否要孩子这个问题上，不要以身试"法"。要在医生的指导下果断地做出抉择。如 2005 年 6 月 8 日，上海市发现一例罕见的"猫叫综合征"。本病是严重的遗传性疾病，倘若孩子出生，他的哭声就像猫叫！医生的一纸诊断，犹如晴天霹雳，让怀孕 6 个月的赵女士不知所措。不得已，她选择了引产手术。"猫叫综合征"是一种非常罕见的遗传病，发生率为十万分之一，是由于染色体在分裂过程中出现了差错所致。这位母亲的选择是非常明智的。

舞蹈病也是一种严重的遗传性疾病，发病后的主要症状是头、躯体和四肢始终不停地"舞蹈"着，故称舞蹈病。有这样一个家族，从奶奶开始，到大伯、二伯、父亲、堂姐，病魔一代接一代地传了下来。奶奶的子女共有 7 个兄弟姐妹，其中有 6 个都发病了。到了孙子这一辈，共有 13 个兄弟姐妹，目前有 5 个发病，一个已去世。假如进行婚前检查，了解该病的危害，灾难完全可以避免。

患有哪些疾病应暂缓结婚

有许多疾病，虽然不属于禁止结婚的范畴，但是却属于应该暂缓结婚的范围，待所患疾病好转后，则可以结婚，如果经过治疗仍不见好转，则不能结婚。这些疾病主要有以下几种。

① 精神疾病。精神分裂症或狂躁抑郁性精神病经过治疗后，虽然痊愈，但是需观察两年时间，两年后不再发病者方可结婚，两年内如果有复发情况，仍然不能结婚。

② 患有生殖器官畸形。如女性先天性无阴道、处女膜闭锁、阴道横膈等，或男性患有性功能障碍（如阳痿）等。这些患者都无法进行正常的性生活，均应先进行手术矫正治疗或其他治疗，待其功能恢复到能够进行正常的性生活时方可结婚，如经过治疗仍无法进行性生活者，仍应考虑不结婚或暂缓结婚。

③ 较严重的全身性疾病。如结核病的活动期，包括肺结核、骨结核、肾结核、腹腔结核，急性肺炎、肾炎的器官功能障碍期，各种类型心脏病功能不全期，在患病期间不应结婚。因为婚后的劳累，尤其是性生活所造成的疲劳，不但不利于疾病的恢复，还会使病情加重甚至发生生命危险。

④ 各种法定的传染病的隔离期不能结婚，必须待传染病治愈后，再恢复一段时间方可结婚。麻风病人或性病病人，在未经彻底治疗以前也不能结婚。

近亲结婚的危害有哪些

近亲结婚所产生的遗传性疾病对人类的危害是严重的，近亲结婚可产生以下疾病。

（1）常染色体显性遗传病：软骨发育不全、缺指（趾）、并指（趾）症、成骨发育不全、马方综合征、先天性外耳道闭锁、下颌面骨发育不全、先天性肌强直、扭转性痉挛、周期性麻痹、家族性多发性胃肠息肉、膀胱外翻、多囊肾、神经纤维瘤、肾性糖尿病、结节性硬化症、先天性小角膜、先天性无虹膜、先天性白内障、视网膜母细胞瘤、先天性球形红细胞增多症、地中海贫血、鱼鳞病、遗传性血管神经性喉水肿、可变性红斑角化症、遗传性出血性毛细血管扩张症、慢性进行性舞蹈病、毛发红糠疹等。

（2）常染色体隐性遗传病：白化病、苯丙酮尿症、半乳糖血症、低磷酸酯酶症、神经鞘磷脂储积症、黏多糖储积症、同型胱氨酸尿症、尿黑尿酸症、家族性黑矇性痴呆、肝豆状核变性、先天性聋哑、小头畸形、多囊肾、先天性再生不良性贫血、先天性肾病综合征、进行性肌营养不良、劳蒙毕综合征、恶性贫血、遗传性小脑性共济失调、先天性青光眼、先天性小眼球、先天性全色盲、视网膜色素变性、着色性干皮病、垂体性侏儒、早老症、肝脑肾综合征、遗传性 Q-T 间期延长综合征、婴儿型遗传性粒细胞缺乏症、婴儿型进行性脊肌萎缩症、肺泡微结石症、肺泡性蛋白沉积症、散发性克汀病等。

（3）X 连锁隐性遗传病：进行性肌营养不良、血友病、无丙种球蛋白血症、无汗性外胚层发育不良、黏多糖储积症、自毁容貌综合征、肾性尿崩症、慢性肉芽肿、导水管阻塞性脑积水等。

（4）X 连锁显性遗传病：如抗维生素 D 佝偻病、遗传性肾炎、先天性眼球震颤、葡萄糖 -6- 磷酸脱氢酶缺乏症等。

（5）多基因遗传病：先天性心脏病、小儿精神分裂症、脊柱裂、无脑儿、先天性肥大性幽门狭窄、重度肌无力、先天性巨结肠、气道食道瘘、先天性腭裂、先天性髋脱位、先天性食道闭锁、马蹄内翻足、原发性癫痫、躁狂抑郁精神病、尿道下裂、先天性哮喘、睾丸下降不全、脑积水等。

（6）染色体病：21- 三体综合征、13- 三体综合征、18- 三体综合征、猫叫综合征、杜纳综合征、克氏综合征、不平衡重排及脆性 X 综合征等。

怎样选择婚期

怎样选择婚期，这里有一个移风易俗、解放思想、破除迷信的问题。其实，"婚期"与"挑选"八竿子都沾不着边。既然老百姓一时难以解脱传统束缚，将选择婚期权且当作一种"游戏"来做吧。

挑选婚期叫"择吉""选好"。在过去，人们往往通过看阴阳、测八字等进行，但现在都市青年男女选择婚期讲究移风易俗，对传统的皇历择吉法并不看重。那么现代都市人怎样挑选有纪念意义的婚期呢？下面介绍几种很有纪念意义的"择吉法"，供准备结婚的朋友们参考。

（1）新人姓名择吉法：新人确定结婚年份以后，通过新人姓氏的笔画数之和选择结婚的月份，通过新人名字的笔画数之和选择结婚的日子。

首先算出男女双方姓氏的笔画总数，若男女双方姓氏的笔画总数小于12，那么男女双方姓氏的笔画总数就代表婚期的月份；若男女双方姓氏的笔画总数大于12，那么男女双方姓氏的笔画总数减去12就是婚期的月份。

接下来计算男女双方名字的笔画总数：若总数小于选定的月份的天数，那么其数字本身就是婚期，若大于月份的天数，减去月份的天数就是婚期。

 在计算的过程中，要用繁体字都用繁体字，要用简体字都用简体字。两种字体算出的日子都是备选婚期。

（2）新人生辰择吉法：新人确定结婚的年份后，通过男女双方出生的月份选择结婚的月份，通过双方出生的日期选择结婚的日子。

首先算出男女双方出生月份之和，若出生月份之和小于12，那么其本身就代表婚期的月份；若双方出生月份之和大于12，那么其总数减去12就是婚期的月份。

接下来计算男女双方出生日期之和，若其总和小于择定月份的实际天数，那么其总和本身就代表婚期，若大于择定月份的实际天数，则应减去择定月份的实际天数就是婚期。

 在计算的过程中，要用公历都用公历，若用农历都用农历计算，选出的日子就是对应的公历或农历婚期。两种方法算出的婚期都是备选婚期。

（3）新人人生中有纪念意义的日子：①自己的生日或父母的生日；②相识相恋的纪念日；③领结婚证的纪念日；④自己生命中信仰的日子或重要的日子；⑤我国的法定节假日。

特别要强调的是：选择吉日良辰时一定要征求女方的意见，避开女方的月经期，最好将婚期安排在下次月经的前一周，这样一方面可以错开月经期，又可以避开排卵期，避免新婚当月受孕。另一方面结婚一周后月经来潮，暂停性生活，有利于消除疲劳，共创一个健康家庭。

婚前应做好哪些心理准备

一提起婚前准备，人们就想到新房、新衣和新家具之类的物品，它们准备齐全了，就意味着一切准备就绪。其实这仅仅是准备了一半儿。因为，结婚不仅要做必要的物质准备，还应做好心理准备，也叫精神准备。

只要细心地观察一些新婚夫妇，就不难发现，许多物质准备并不充分的小夫妻，婚后生活比那些单纯只做物质准备的小夫妻幸福得多。两者的差异主要是前者的心理准备要比后者充分得多。

为什么会这样？因为婚后的夫妻生活与恋爱中的恋人相处是大不相同的，天天要与油米酱醋盐打交道，生活中会遇到许多意料不到的麻烦，两个人对众多问题的看法和做法也不会永远一致，矛盾时有发生。因此，在婚前缺乏这方面的准备，就很可能使新人们大失所望，甚至会导致夫妻感情的破裂。所以，每一对恋人在决定终身大事之时，就应该着手进行婚前心理准备。

婚前心理准备大致要从以下三方面考虑

❶ 要摆脱对婚后生活的幻想，期望不可过高，不要以为爱人那么完美无缺、新婚生活比蜜还甜。新家庭的诞生意味着负担的加重，意味着要尽自己做丈夫或妻子的责任。要知道，新婚生活的甜美是用自己甘心为爱人吃苦受累而换来的。这要求恋人们在婚前就要有为爱人、为未来小家庭甘心吃苦受累的决心，要有对爱人的缺点毛病宽容和谅解的准备。

❷ 要做好适应新生活的心理准备。婚前就应想到婚后生活的各个方面都会发生显著的变化，不仅是与爱人生活在一起，在他（她）的身后还有一大堆他（她）的亲人和朋友，要学会与他们相处，在婚前就应该创造条件去认识和熟悉那些应该认识的人，以免婚后会因许多陌生人闯入自己的生活而感到紧张。

❸ 男女双方应该进一步加强相互之间的了解，加深感情和理解，这是最重要的婚前心理准备。这项准备若不充分，其他准备再完备也不能保障婚后生活的美满。某市法院近二年内审理了 126 对结婚不到三年就提

出离婚的案件，其中竟有 77 对是双方相识相处不到半年就匆忙结婚的"短、平、快"婚姻，分析其原因，这些失败婚姻的病症就在于婚前缺乏必要的心理准备，很值得每一对恋人深思。

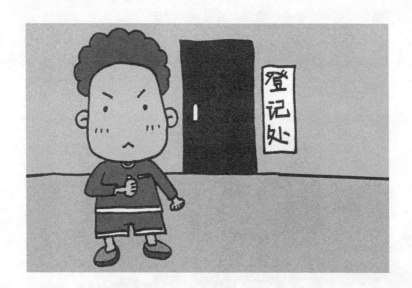

婚前性行为的危害

近几年来，西方文化思潮的涌入冲击了我国深厚文化积淀的传统性道德，使一些青年人盲目地崇尚西方的种种性自由。道德的"音乐盒"已安抚不了一些青年人矛盾的灵魂与肉体，性观念已和原始本能需要画上了等号。例如：有的青年人认为"既然已成熟了，那么就要满足生理需要"，有的说"只要自己爱得快乐就行"，还有"怀孕怕什么，性爱没有罪"等等奇谈怪论。一项调查结果显示：有 32.67% 的女性认为"贞操不是很重要"，19.7% 的女性对"贞操"根本无所谓。观念一变，行为随之而变，发生了不该过早发生的性行为，扭曲的性观念与性行为一发而不可收，结下了不负责任的"恶果"，直接受害者是女性。

那么，婚前性行为的危害有哪些呢？

（1）可能会让女孩子怀孕，然后由于种种原因，俩人又没能结百年之好。这对女孩子的伤害非常大。

（2）奉子成婚，没有婚前的浪漫、甜蜜，只有实实在在的生活。对于刚成家立业的年轻人，这是一个多么大的考验。

（3）虽然有了性行为，但没怀孕。俩人没结成婚，分开了。危害是女孩子在以后的恋爱、婚姻中常有自卑感。

（4）有了性行为，没怀孕，幸运的是俩人又结婚了，这种结果是很多人期待的。但在结婚以后，它会使你们之间的信赖感降低。

（5）性行为并不是爱情的保证与肯定，相反它会破坏爱，会给女孩子带来爱的恐惧与不安、强烈的自责及无法抑制的担心，给心理上造成极大的负担与压力。

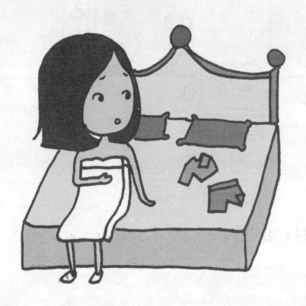

婚前性欲应节制

性欲是一种能够控制和可以升华的心理过程。饥饿引起的食欲若长时间得不到满足人就会饿死。但是性欲却不是这样，受克制的性欲可以升华成为催人奋发向上和为社会做出贡献的原动力。如果你明白了这个道理，那么当你出现性欲冲动时，只要把注意力转向一件更有意义的事情，这种冲动就会悄然离你而去，这时你就会变得更有生气和更加精力充沛。

个别人可能性欲过于强烈，无法克制。但是，这样的人在现实生活中并不多见。不过万一遇到这种情况时，可以进行自慰（手淫）。自慰是不会传染艾滋病和性病的，而且偶尔自慰对健康并无损害。在性欲强烈到无法克制时，宁可自慰也不能去发生婚前或婚外性行为，更不能参与嫖娼、卖淫。

可以肯定地说，婚前禁欲无害。我们先辈中的绝大多数，婚前都是禁欲的，他们的健康，他们婚后的性能力和生育能力，并没有因婚前禁欲而受到影响。也许大家都知道，我国古代乃至现代练武功的人，都讲究节制性欲，甚至在一定时间内是严格禁欲的，而他们都体魄健壮。还有，虔诚修行，清心寡欲，严守色戒的高僧，更是健康长寿。举这些例子的目的，并不是提倡大家去做终身禁欲的苦行僧，而只是说明禁欲并不会影响身心健康。在艾滋病流行的今天，婚前暂时禁欲更是保护健康和生命所必需的。只有沉湎在性欲的欲念中不能自拔，因而苦恼不堪的人，才会因此丧失身心健康。

解决性饥渴的根本办法是创建自己的事业，再寻求一名适合的伴侣，然后一起生活。一夜情既解决不了性饥渴，也解决不了感情饥渴，时间长了，对自己的身心健康都有不利的影响。婚前的性包括情侣之间的性和非情侣之间的性，对健康都是不利的，都需要节制。

婚前手淫会影响婚后性生活吗

手淫是性冲动时的自慰行为，手淫时没有异性参与的行为。男子在性欲冲动时用手指摩擦、抚弄阴茎来引起快感而达到射精的目的；女子在性冲动时用手指或其他器物刺激阴蒂、阴道而达到快感的目的，都称为手淫。手淫多发生在青春期之后的青年人中，男多于女。过去，手淫向来被人们说成是一种非常不好的行为，会使人神经衰弱，有伤元气，甚至影响婚后夫妻生活，还有人说这是"流氓行为"。这使手淫者感到自卑、自责和恐惧，有一种犯罪感，内心充满矛盾和苦恼，不知该怎么办才好。

当前，几乎所有的医学工作者，包括性生理学家和性心理学家均认为：手淫并非罪恶，手淫无论对身体或是对精神都是无害的，适度的手淫可能有助于外生殖器的发育，促进性心理的正常发展，使旺盛性欲得到宣泄，它更不会影响结婚后的夫妻生活。

一个人进入青春期以后，随着性器官的发育而产生性欲，用手淫的方法来暂时满足自己的性冲动，这在青少年中时有发生，并不奇怪，它反映了成长中的性烦恼。

但是应该指出，过度、频繁的手淫会影响睡眠，使注意力不集中，记忆力减退，精神萎靡。手淫还会使外生殖器长期瘀血，男青年容易诱发前列腺炎，女青年会引起泌尿生殖系统的炎症。如果以手淫为嗜好，长时间、无节制地放纵性欲则对健康是很不利的。

根据自己的体质、爱好和条件，可以选择合适的方法来节制手淫。例如，把主要精力放在学习和有益的文体活动上，阅读高格调、高品位、内容健康的文艺作品，少看偏重谈情说爱的书刊及影视片中描写性爱的镜头。体质较强的可以打打球、洗冷水澡等，体质弱的可以打太极拳、慢跑、散步、听音乐等。大多数手淫发生在睡眠前后，因此要养成定时入睡和起床的习惯。睡时被褥不宜过重过暖，内裤不宜过紧。还要保持外生殖器的清洁，以减少感染机会，避免不良刺激。

订婚具有法律效力吗

订婚是旧社会的陈规，是封建社会和一些资本主义国家建立婚姻关系的必经程序。不少人尚未成年即由父母或家长包办定亲，亦即订婚，有的甚至"指腹为婚"。新中国成立以后，废除了国民党政府的"旧六法"，其中就包括旧的亲属法在内，并于1950年颁布了新《婚姻法》，其中只规定了结婚，没有规定订婚，从此订婚已不作为结婚的必经程序。因此，订婚不具备法律效应。

然而几千年旧风俗旧习惯的影响不是一下子就可以肃清的，订婚也是如此。新中国成立已经60多年了，在某些地方，特别是广大农村，仍然盛行订婚。有些人以为订婚以后就是夫妻，和结婚是等同的，于是轻易地发生关系，等到对方抛弃自己，想要求法律保护时才知道订婚和结婚并不是一回事。

凡此种种，说明了如何对待订婚是一个十分重要的问题。我们的看法是，既然我国的婚姻法没有规定订婚，就说明了订婚这一程序不值得采用。因为婚约并无法

律的约束力，一方在解除婚约时亦无须征得对方同意，更不用经过调解或诉讼于人民法院了。但有一点自己应当注意，双方在订婚期间一些经济问题应当理清楚，以免日后为此纠缠不清。特别是女方向男方表示解约时，应当把对方赠送的财物，通过协商或调解尽可能地退给男方；也有少数男方花了女方不少钱，既然自己表示不愿和对方继续这种订婚关系，也应予以退还，这才是正确的态度。

没有共同生活能退彩礼吗

"彩礼"，具有严格的针对性，必须是为了最终缔结婚姻关系而给付的，具有明显的风俗性。因此，人民法院对于当事人诉请返还彩礼的条件，应当首先根据双方或收受钱款一方所在地的当地实际及个案情况，确定是否存在必须给付彩礼才能缔结婚姻关系的风俗习惯，否则只能按照赠予进行处理。

> 最高人民法院关于适用《〈中华人民共和国婚姻法〉若干问题的解释（二）》第十条规定，当事人请求返还按照习俗给付的彩礼的，如果查明属于以下情形，人民法院应当予以支持：
> ① 双方未办理结婚登记手续的；
> ② 双方办理结婚登记手续但确未共同生活的；
> ③ 婚前给付并导致给付人生活困难的。

上述条款中的第（二）项，应当以双方离婚为条件。

对于实践中可能存在的以男女双方为原、被告的彩礼返还诉讼，或在涉及彩礼返还的离婚诉讼中，被告提出原告不是实际给付人或自己不是实际接受人的抗辩，由于彩礼给付实际就是以男女双方为利益对象或代表，也包括男女双方的父母或亲属，因此人民法院对此抗辩可不予采信。

条款中的第（一）项规定，男女双方未办理婚姻登记的，彩礼应当返还。如果已给付的彩礼已用于购置男女双方共同生活的物品，在处理方式上也应当灵活运用。

第二章

男女新婚之夜必看，如何创造"性"福新生活

你了解自己的生殖器官吗

1. 男性生殖器官

（1）阴茎：阴茎是男子的性交和排尿器官。阴茎体由阴茎海绵体和尿道海绵体组成，具有丰富的血管、神经、淋巴管。阴茎冠状沟处神经分布最丰富，敏感性最高。阴茎冠状沟一旦接受了性刺激就会通过初级勃起中枢形成完整的神经反射弧，使阴茎随意或不随意地勃起，而且能持续相当长的时间，完成性交活动。

正常成年男子的阴茎长度为：常态下长度范围为 4.9～8.6 厘米，平均 6.55 厘米，最长 10.6 厘米，最短 3.7 厘米。

（2）睾丸：主要功能是产生精子和分泌男性激素（睾酮）。前者与卵子结合而受精，是繁殖后代的重要物质基础，后者则是维持男性第二性征（副性征）的重要物质。

（3）附睾：主要功能是促进精子发育和成熟，以及贮藏和运输精子。精子从睾丸曲细精管产生，但缺乏活动能力，不具备生育能力，还需要继续发育以至成熟，此阶段主要在附睾内进行。附睾分泌一种直接哺育精子成熟的液体，称为附睾液。

（4）尿道：是一条较细的管道，内口连着膀胱，外口在阴茎头上。输精管、精囊腺、前列腺等都在尿道开口，所以男性尿道具有排尿和射精双重功能。

（5）输精管：因其管壁肌肉很厚，所以具有很强的蠕动能力，其主要功能就是依靠他强有力的收缩功能把精子输送于尿道中。

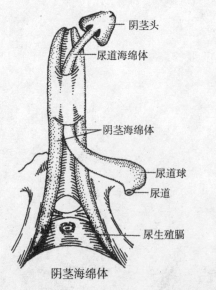

阴茎海绵体

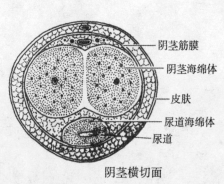

阴茎横切面

2．女性生殖器官

女性生殖器官是由内生殖器和外生殖器两部分组成，内生殖器位于盆腔内，包括卵巢、输卵管、子宫和阴道；外生殖器包括阴阜、大阴唇、小阴唇、阴蒂、前庭大腺、阴道口和处女膜等。

（1）卵巢：卵巢是女性的生殖腺，相当于男性的睾丸，左右各一，位于子宫的两侧，借韧带固定于盆腔。其大小随年龄而不同，性成熟期最大，其后随月经停止而萎缩。成人卵巢如拇指末节大小，孕育卵子和分泌女性激素（雌激素、孕激素）。从青春期开始，每一个月排一次卵，一直到绝经期，一生中大约排卵400个。

（2）输卵管：输卵管为一对细长而弯曲的圆柱形管道，每条长约8～14厘米。内侧与子宫角相通，外端游离，与卵巢接近，卵巢排出的卵子就是从输卵管的开口处进入输卵管的。输卵管的主要功能是吸取卵巢排出的卵子，给卵子和精子提供结合的场所，并把受精卵送入子宫腔内。

（3）子宫：子宫位于腹腔内，是一个壁厚中空的肌性器官。成年妇女的子宫长约7～8厘米，宽4厘米，厚2～3厘米，呈倒梨形。子宫上部较宽，称宫体，其上端称子宫底，子宫底两侧为子宫角与输卵管相通；子宫的下部较窄，呈圆柱状，称子宫颈，子宫通过子宫颈口与阴道相通。子宫腔内覆有黏膜，称子宫内膜，青春期到更年期，子宫内膜受卵巢激素的影响，有周期性的改变并产生月经。

（4）阴道：为性交器官及经血排出与胎儿娩出的通道。其壁由黏膜、肌层和纤维层构成，有较大的伸展性，因其富有静脉丛，故局部受伤易出血或形成血

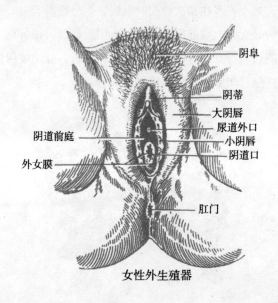

女性外生殖器

肿。阴道黏膜呈淡红色，受性激素的影响有周期变化，幼女及绝经后的妇女，阴道黏膜上皮甚薄，皱褶少，伸展性小，容易创伤而感染。

（5）阴阜：即耻骨联合前面隆起的脂肪垫。青春期该部皮肤开始生长阴毛，分布呈尖端向下的三角形，具有调节局部温度和缓冲双方身体碰撞时的冲力的作用。阴毛的疏密、粗细及色泽可因人或种族而异。

（6）阴蒂：位于两侧小阴唇的顶端，有与男性阴茎海绵体相似的组织，有勃起性。阴蒂头属于神经末梢，极为敏感，是女性最重要的性敏感区。

（7）大阴唇：指外阴两侧隆起的皮肤皱褶，其外侧面与皮肤相连，青春期长出阴毛。大阴唇内侧的皮肤湿润似黏膜，性兴奋时，大阴唇张开，暴露阴道口。大阴唇有很厚的皮下脂肪层，其内含有丰富的弹力纤维、静脉丛和神经。未婚女子的两侧大阴唇自然合拢，遮住阴道口和尿道口。生育后的妇女的大阴唇，由于分娩而向两侧分开，绝经后大阴唇呈萎缩状，阴毛也逐渐稀少。

（8）小阴唇：大阴唇内侧一对薄的皮肤皱褶为小阴唇，其表面湿润、褐色，无毛，较柔软，无皮下脂肪，有丰富的皮脂腺和汗腺，黏膜下神经分布丰富，是性敏感区。性兴奋时，小阴唇充血、水肿，可增大2~3倍。性交时，小阴唇增大，以使阴道拉长。

（9）阴道前庭：为两小阴唇之间的菱形区。其前方有尿道口，尿液由此排出；后方为阴道口，其大小形状常不规则。阴道口的两侧是前庭大腺。阴道口覆有一层较薄的黏膜，称为处女膜。处女膜中间有一孔，孔的形状、大小及处女膜的厚薄因人而异。处女膜多在初次性交时破裂，受分娩影响进一步破损，产后残留数个小隆起状的处女膜痕。前庭大腺位于大阴唇后部，如黄豆大，左右各一，其腺管开口于小阴唇与处女膜之间的沟内，性兴奋时，分泌黄白色黏液，起润滑作用，如因感染或腺管闭塞，可形成脓肿或囊肿。

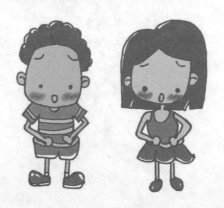

什么是"性敏感区"

无论男女，身体中有些部位对异性的触觉刺激反应特别敏感，当其受到刺激后，可以唤起性动机，并获得某种程度的性快感。这些部位的皮肤和黏膜称为人体的"性敏感区"。

男性的性敏感区分布比较狭窄、集中，主要是阴茎头部、阴茎体、大腿内侧、臀部及口唇等；女性的性敏感区较为广泛，主要包括阴道的外 1/3、阴蒂、小阴唇内侧、外阴、大腿内侧、阴阜、乳房、颈部和口唇等部位。

"性敏感区"在爱抚活动中的重要性是不可忽视的。作为夫妇，最为重要的是要掌握哪些部位能引起情绪激动，而用哪种方式、刺激哪些部位会受到厌恶，双方应加强交流，通过不断实践，发现感觉最敏感的部位，找出能产生最高情绪的刺激方式。

女方应主动参与　直接指导丈夫刺激某些部位，随时提出对刺激的要求。

对丈夫而言　有以下几点须引起注意：一是乳房和生殖器确是女性很敏感的部位，但不宜首先抚摸；二是女性阴蒂是最敏感的部位，但有时刺激广泛的外阴范围，更能起作用；三是性生活过程中，男子应掌握好节奏，注意调适，才能更好地发挥作用。

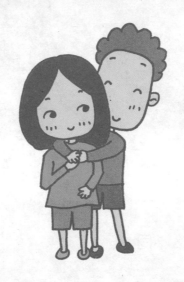

男女性功能有什么不同

性生活是夫妻生活的重要方面，和谐的性生活，不但可使双方的性欲得到满足，而且还可使彼此身心健康。

夫妻双方都应了解基本的性知识，尤其要了解男女性功能的正常差异。否则，夫妻就不能互相默契配合。

（1）男性性欲较强烈、旺盛，随时可以引起性兴奋；女子的性欲相对较弱，性兴奋和月经周期有关（一般在排卵期前后和月经前期性欲较高）。有少数女子在婚前性欲微弱甚至没有，在婚后性生活过程中，性欲才逐渐增强。

（2）男性性冲动出现较快，进入快感高潮迅速，性欲消退也较快，一般说来，正常男性从性交开始至射精，需2~6分钟（或3~15分钟）；女性性冲动发生较慢，一般要10~30分钟（或5~15分钟）才能达到快感高潮，高潮维持时间较长，性欲消退也较慢。

（3）男性性欲易集中于性器官，性交欲望甚高；女性性欲表现较为广泛、复杂，包括谈笑、温存、爱抚等方面，达到一定兴奋后，才有性交要求。最理想的性生活是双方同时到达高潮或让女方先达高潮，男方再行射精。女方到达高潮后并不影响性交继续进行；而且，和男性迥然不同的是女性可在短时间内再现快感高潮。

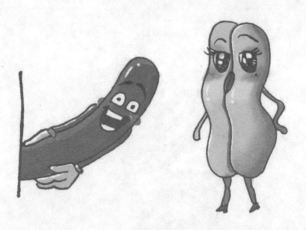

男女性心理有什么不同

俗话说：只有真处女没有真处男。这是因为男人自从进入青春期开始，就一直在性梦、遗精或者自慰（手淫）等活动中不断地出现和体验着性高潮。虽然没有结婚，但性活动却是早就有过了。男性的性知识再少，也比一般女性要多得多。因此在结婚之后，男人更多的是在"验证"自己过去的经验，而且他其实早就知道，性的"果实"肯定是快乐。但是女人却往往是在从头开始，去"发现"自己的"性"。所以女性一方面对婚姻的幸福和甜蜜充满欣喜的向往，另一方面又对未知的性生活不免怀着疑虑、畏惧和不安，不大知道它将给自己带来些什么。

此外，婚姻对于男女的意义也大不一样。

结婚，在男性的人生道路上只是一个自然而然的里程标志，婚前和婚后没有太大的变化。但是对于女性来说，结婚却是一个人生的转折点，所谓"姑娘变媳妇"，前后的变化是很大的。因此，对男人来说，婚后性生活往往只是一种自我实现，使他多年来的强烈梦想最终变成现实。所以男人常把结婚看作一桩事业的完成，常会体验到一种"获得"的感觉。又由于他的路是直通的和直达的，他往往对婚姻的前途充满信心、无忧无虑。

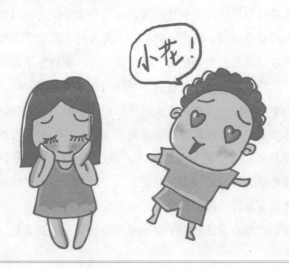

但是女性却往往觉得新婚性生活是把自己的全部身心都奉献给另一个人，是自己告别青春，一步跨进一个全新而且非常陌生的两人世界，所以常常会有一种"付出"的感觉，对前途也更容易忐忑不安或者多思多虑。这种对于人生的感受，常常深深地潜藏在新娘的心底，使她对新婚性生活的好坏比新郎要敏感得多。

所以，女性的性心理绝不仅仅表现在那些直接与性有关的方面。她所需要的也绝不仅仅是具体性行为方面的爱抚。她之所以格外需要温柔和体贴，有时甚至使男人手足无措，实际上是期望男性来帮助她摆脱对于人生的惋惜、迷惘，期望男性能够通过性生活中的细腻体贴，来表达他对她的忠诚、理解和承诺。只有这样，女性才能体会到丈夫是一个有责任感的男子汉。

1．男性的性心理特点

（1）尽管男子在性生活中总是喜欢以主动者的身份出现，但其内心也隐藏着一些鲜为人知的性心理秘密。

（2）男性有时也希望女性主动提出性要求。许多妻子恪守"男主动，女被动"的旧习俗，认为性要求均应由丈夫主动提出。其实，丈夫有时也希望妻子能主动提出性要求。

（3）男性也需要诱导。不少妻子认为丈夫随时都可以进行性生活。其实，丈夫也需要妻子对他进行性诱导。并且，有些丈夫对妻子的某种诱导特别敏感，这就需要妻子去留心观察和积累经验。

（4）性生活时男性也需要女性的配合。有些妻子认为，过性生活时自己只要完全服从丈夫的意愿就行。其实不然。许多男性并不喜欢单方面的性行为，而且希望女性与他共同参与，密切配合，来促进双方共享性生活的欢乐。

（5）男性的性欲并非都比女性强。男性的性欲同女性一样，是因人因时而异的。在婚后的早期阶段，往往是丈夫的性欲较强；但随着时间的推移，男性的性欲要求会逐渐降低；而女性的性欲要求则在30岁至40岁左右达到高峰。

（6）男性并非只需要满足生理要求。成年男子在性生活中也渴求心理的满足，因此也需要绵绵的情话和深情的爱抚。

（7）男性并非对性生活都有信心。即使是没有性功能障碍的男子，有时在性生活中也有顾虑，担心自己被妻子拒绝或不能使妻子得到满足。这就需要妻子对他关心和体谅。

2．女性的性心理特点

（1）爱情是女性性欲产生的主要心理因素。在女性的心目中，炽热的爱是产生性欲的主要根源。

（2）日常生活中的不快对女性的性欲影响很大。比如工作、事业上的不顺利，与丈夫发生口角，孩子不听管教，家务事的繁忙等等，都会破坏女性的情绪，使女性的精力分散，使提高刺激灵敏性的神经受到抑制，因而影响性欲的产生。

（3）女性在性生活中的心理状态，要比男性复杂很多。她们常常表现为扭捏、羞涩、不好意思。因此，女性的性欲往往得不到合理、充分的发泄。

（4）女性的性欲和性冲动较男性缓慢，由此女性在性生活前需要有性欲准备——爱抚阶段。如果没有这阶段，女性在性生活中是很难达到性高潮的，相反会产生一种厌恶感。

（5）女性性高潮的到来，比男性易受到外界因素的影响。如住房条件不好，几代同堂；周围不安静，有声响；室内光线过强，可以明显观察到女性面部表情等都会影响女性性高潮的到来。

（6）视觉对女性性欲刺激不如男性。女性裸露的性器官很快就可激发男性的性欲，使男性阴茎加速勃起，而男性裸露的性器官对多数女性不会起到刺激作用，相反，有时还会阻碍女性性欲的到来。

（7）在激发性兴奋时，女性对触觉的敏感度比男性强。因此，女性在性生活中特别渴望丈夫去亲吻、抚摸自己的敏感部位。

性行为中男女的表现有什么不同

性行为中，虽然男女所必须具备的条件和性行为活动过程相似，但两者在性行为活动过程中的表现，存在着比较明显的差异。主要表现在以下四个方面。

（1）性敏感区的差异。人体经历性刺激之后，容易诱发性兴奋的部位，称为性敏感区。已确认男性与女性的性敏感区有极大的差异。男性的性敏感区主要集中在阴茎及其附近，尤其是阴茎头、阴茎颈最敏感。而女性的性敏感区分布比较广泛，几乎占全身大部分，特别性敏感区有阴蒂、阴道口、阴唇、大腿内侧，此外，臀部、乳房（尤其是乳头）、唇与舌、脸颊也很敏感，耳、颈项、腋下也是性敏感区。

（2）性欲启动的差异。绝大多数男性的性欲强烈，性欲容易被激发且启动快，发展相当迅速，要求性交迫切。而绝大多数女性的性欲较男性为弱，性欲启动慢且不容易被激发，进展相对缓慢。

（3）对性刺激敏感性的差异。诱发性行为必须具备的条件是性刺激，包括视觉刺激、听觉刺激、嗅觉刺激和触觉刺激。视觉刺激是对男性有效的性刺激，如容貌美、体形美和风度美等，就极易启动男性的性冲动；而女性的性冲动比较容易受嗅觉刺激的影响；触觉刺激则更是女性性高潮的催化剂，极易产生性快感，如两性之间的皮肤接触、接吻、拥抱等。

（4）性高潮的差异。女性性高潮受心理因素影响较男性明显。女性性兴奋、性欲的启动与进展也比男性慢得多，因而女性难以达到性高潮。一旦出现性高潮体验性快感，女性要比男性强烈。男性射精时性高潮体验性快感仅数秒钟即消失，随后出现对性刺激不再发生勃起的"不应期"。而女性不仅性高潮快感持续时间明显比男性长，而且具有连续出现性高潮的能力，不存在"不应期"。

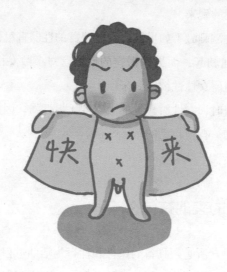

新婚之夜你该知道什么

（1）了解基本性知识。婚前双方都要学习一些基本的性知识，了解男女性器官的结构和生理特点，以免在新婚之夜闹出一些误把女性尿道当阴道之类的笑话。

（2）要注意外生殖器卫生。在新婚之夜，夫妻双方都要用温开水和中性肥皂清洗外阴部。由于结婚购置物品以及招待亲朋好友，使新婚夫妇繁忙劳累，男子的包皮垢和女子的阴道分泌物增多，如果不清洗，十分不卫生，会影响男女双方的性欲和健康。

（3）做好避孕措施。如果男女双方不想马上要孩子，又不吃避孕药，夫妇双方都有顾虑，女方更怕怀孕，因此思想不能高度集中，性生活会受到影响。如果女方及时服用避孕药，或男方戴上避孕套，双方便毫无顾虑，精力集中，性生活会取得满意的效果。

（4）密切配合，互相体贴。新婚之夜的女性，面对即将发生的性行为，很自然地会出现胆怯和踌躇，处于一种心神不安而又满怀期待的心情之中；而新婚之夜的男性往往是理性为热情所淹没，以致采取突击式的亲近方式，使新娘的不安和恐惧剧增，形成"一个跃跃欲试，一个欲拒不能"的局面。此时如不顾新娘内心的痛苦，强行交合，势必伤害她的心理，进而演变成难以逾越的婚姻障碍。所以这个时候的丈夫一定要做到动作轻柔，一次不成可以多试几次。同时女方也要主动配合，克服紧张和恐惧心理，放松精神，这样可以减少性交时的疼痛，也可以减轻处女膜被擦伤所造成的痛苦。

（5）防止破损的处女膜发炎。处女膜破裂后，有些轻微疼痛和少量出血，应该用消毒的纱布或药棉擦拭，最好隔2～3天再性交，以防伤口发炎。如果处女膜破裂出血很多，疼痛难忍，应该就医。

（6）正确对待过早射精。初次性交，男方可能由于缺乏性知识或过分激动，出现过早射精造成性交失败。对于这种情况女方应该原谅，这不是早泄，随着婚后性知识增长和性经验的积累，双方默契配合，会很快恢复正常。

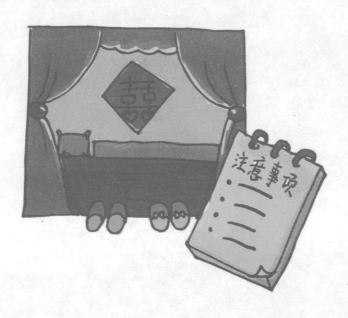

新婚之夜应该做好哪些生理准备

新婚之夜是每个人生活的新的起点，所以做一些生理准备是十分必要的。

1. 女性

首先，在婚检中需要了解一下处女膜或阴道肌肉的松紧程度，以做好新婚之夜性交的准备。如果医生认为阴道肌肉过于紧张或处女膜过于坚厚，那么可以考虑使用阴道扩张器做松弛阴道手术。

其次，不妨在婚前几个月，开始练习紧缩或放松肌肉的活动，这样有助于减轻性交疼痛。

第三，如果性生活前有充分的前戏仍感到疼痛，建议每次洗澡时，试着扩张阴道口。具体做法如下：将手洗干净，试着将一根手指或月经棉条大小的扩张器插入阴道内，如有困难，可以在手指或扩张器上端涂些润滑剂，将手指或扩张器留在阴道内 20 分钟；然后再试着插入两根手指或扩张器，然后三个手指，这样坚持锻炼，直到阴道口放松不再紧张为止。越是认真练习，就越能适应新婚性生活。

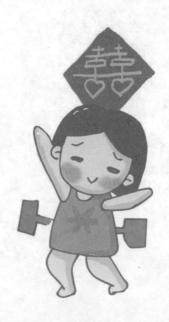

2. 男性

同样，男性在新婚之夜也须有性生理准备。不管男性以前是否有过自慰的经验，现在可以借着自慰训练以延长射精时间，也包括集中注意力控制射精和感受射精前预警的信号，或借着自行刺激阴茎来控制刺激的开始和结束，在即将射精时，必须停止刺激。而要想延迟射精的另一要领，是暂停动作或设法让勃起的阴茎回复原状，然后再重新开始给予刺激。

男性若在新婚之夜前的 24 小时内，先刺激阴茎并射精，将有助于延长新婚之夜享受的时间，使你们两人的第一次性感受永生难忘。

当然，新婚前男女双方做个仔细的身体检查，既要确认彼此的健康状况，也要做性病的筛查，这对于现在及将来都是大有益处的。

新婚之夜应该做好哪些卫生准备

新婚之夜，双方第一次过性生活，这时候需要做好哪些卫生准备呢？

（1）洗澡。性生活之前，应该先洗澡，消除汗臭，以免同床时因汗臭味使对方反感和厌恶。洗澡时，要特别注意外生殖器官的清洗，以免性交时将这些脏物带进阴道内。

（2）更换内衣裤。洗澡以后，双方都要将干净清洁的内衣裤放在床前，以备性生活结束之后更换。

（3）刷牙漱口。刷牙漱口这个习惯在性生活前更为重要，夫妻同床共枕，头靠头，脸对脸，说说悄悄话以及亲热、接吻都是"零"距离接触，如果满嘴异味，难免会使对方有所不适，恶心反感，从而降低性欲，引起性生活不和谐。因此，新婚之夜最好是来个从头到脚、从里到外的清洗，使得你们两人的性生活甜蜜、和谐。

（4）准备好卫生纸或干净毛巾。女性初次性生活，往往由于处女膜破裂会有少量出血。此外在性交过程中，男子的阴茎抽动时也会将阴道内的分泌物带出，所以为了不弄脏床单、褥子，在性交前最好用卫生纸或干净的毛巾、布等，叠成小垫子，垫在新娘臀部和阴道口下方。

（5）交合后的清洁。性交后的清洁工作更为重要。性交结束后，新郎将阴茎从阴道中抽出时，新娘可双手拿着卫生纸，一只手用纸包住刚抽出的阴茎，使阴茎上的黏液不乱流乱滴；另一只手将卫生纸从阴道口下边捂住阴道口，阻止阴道内的黏液流到肛门和臀部，新郎可用卫生纸帮助新娘擦拭外阴。互相擦拭清洁的做法虽然看似小事，但在新郎或新娘的心里都会产生感激之情，这无疑是对性生活的一种额外补偿，有利于新婚夫妻加深感情。

如果夫妻性交后并不感到疲劳，最好是马上用温水清洗一下生殖器。因女性的阴道有自洁自净功能，所以最好不要用卫生纸或毛巾往阴道内擦拭，以免损伤阴道内膜，破坏其防御功能。

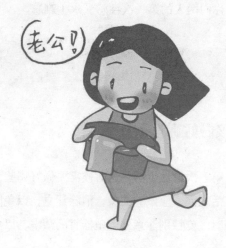

你了解性爱的益处吗

性健康与性卫生保健是一个既古老而又时髦的话题，但什么是性健康，如何实现性健康呢？

性健康包括：生殖健康、性心理健康和性生理健康三方面的内容。不久前有关专家发现，性爱可以减少生活上的压力，并且能使人看起来更年轻健康。看来性生活是大有益处的。下面看看有关性爱的十大益处。

（1）消除紧张。据人类性爱研究专家指出，在进行性爱的过程之中，人体激素的释放使我们感觉不到压力。这个反应甚至可以维持数小时之久，直至激素的水平回复到整个身体系统的正常水平。

（2）帮助入睡。性爱时身体上的运动和情绪上的高涨像完美的引擎，引你驶入梦乡。肌肉在兴奋时紧张，并在事后回复松弛，这个过程很明显地有利于休息和睡眠。

（3）保持青春。英国药物研究中心的医生兼辅导专家约翰说："假如你不使用你的性器官，那么它会倾向于退化。性生活可提高阴道的润滑程度，并且滋润阴道。"

（4）提高自信。性学家指出，有定期的性生活表现出你和你的伴侣深爱着对方。性爱时易于达到高潮会觉得自己更有吸引力，提高你的自信心。

（5）改善皮肤。性爱时的刺激和运动会导致肾上腺素产生。这些激素能够提高皮肤的透明度，使皮肤看起来更明亮透彻，人也更漂亮。

（6）增进感情。当你和你的伴侣的性生活和谐时，你们的感情也会更和谐。

（7）舒缓痛经。做爱时所释放的激素能松弛引起痛经的拉力，减缓痛经。

（8）延长寿命。有证据显示，婚姻美满的人较单身和离婚的人更长寿，其中美满婚姻与性生活有莫大的关系。不论生理上和心理上，做爱均有益健康。

（9）促进血液循环。性爱可提高心跳率和血压。假如你有剧烈的运动，可对心血管系统达到良好的运动量。偶尔加速你的心跳率不会有任何害处，这是舒展你的心血管系统的另一种方法。

（10）保持苗条。据调查显示，一个热烈的接吻燃烧热量50.24焦，而10分钟的爱抚则可燃烧210焦的热量，即便最舒缓的做爱，亦可每小时燃烧840焦热量。假如在这过程中你非常热烈和兴奋的话，会燃烧2000～2500焦的热量。热量的燃烧有助于你身材的苗条。

你了解性交的体位吗

性交体位，是指夫妻性生活时所采取的各种姿势体位。这是协调夫妻性生活的科学方法之一。

由于每对夫妻的生活习惯、具体条件以及生理要求不尽相同，性生活时所选择的姿势体位也不能千篇一律。夫妻之间适度地变换性交体位，是非常有好处的。一是可以激发双方的性情趣，促进性生活的和谐，提高夫妻性生活的质量；二是能够引导形体，使全身各部分的筋骨、关节、肌肉得到更为广泛的锻炼，防止和避免由于长期单一的动作姿势造成的肌肉劳损，具有健身防病的功效。

下面介绍几种常见的性交体位。

（1）男上位。男上位是指双方面对面，男上女下的体位。一般是女方仰卧，男方或俯卧，或蹲坐，或抬女方腿膝至胸部等。这是一种最常见的传统体位，其特点是男女双方的接触面都比较充分，男方有很大的主动性。此种体位对受孕有利，如子宫后倾、阴道过短或阴道后穹隆较浅的女性，可在排卵期准备受孕时，稍垫高臀部，使阴道与宫腔成一直线，以便精子顺利进入宫腔，防止精液外溢，增加受孕机会。

（2）女上位。女上位是指男方仰卧，女方或俯卧或蹲坐的体位。其特点是女方具有较大的主动性，可以自主地刺激自己的性敏感区，控制性交的深浅、节奏和力度，有助于加快女性性兴奋的发展，激起性高潮。因此这种体位对女性性冷淡、性高潮缺乏等疾病有积极的防治作用。另一方面，女方在上面动作和缓，便减少了对男方的刺激，故能避免男方过早射精，也可防止勃起功能障碍患者的阴茎过于疲软。如果男方患有心血管疾病时，采用女上位时男方比较省力，也很适合。

（3）侧位。侧位包括男女相对而卧的正侧位和男后女前的后侧位。此体位既可互相拥抱爱抚，又不互相压迫，因而精神比较放松，动作更为自如。如男方早泄或有射精过早的习惯，可采用侧位。这种姿势对阴茎刺激最少，可降低性兴奋，延缓性高潮的出现，帮助男方锻炼控制射精的能力，防治早泄。又由于双方在侧位性交过程中随时都可得到适当的休息，省力而持久，故夫妻中某一方或双方患有慢性病或身体虚弱者尤为适宜，也适宜于孕妇。

（4）坐位。坐位是指男方正坐，女方或面对或背对男方而坐的体位。这种体位可使女方的阴蒂受到强烈的刺激，对阴蒂型性高潮的女性比较合适。另外，坐位可以减轻左心室扩张，预防或减少心绞痛的诱发，因此患有心脏病的病人，当心脏功能稳定后过性生活，为了避免用力，减轻心脏负担，可以采取坐位或半坐位。孕妇或双方体型有差异的夫妻，亦可选择坐位。

（5）后位。后位是指女方俯卧或采用膝胸卧式，男方置其后的体位。这种体位虽不能进行互相的爱抚，但却可以防治女方在性生活时引起的腰痛病症。尤其是对于子宫位置不正，骨盆过于斜倾，阴道位置后移以及阴道型性高潮的女性较为适宜，可以促进性高潮更快到来。如果是宫位正、宫颈头朝后穹隆的女性，后位性交对坐胎最为有利，因为采用这种姿势，宫颈管和阴茎的外尿道处在一个平面上，相互接触很紧，有利于受孕。

（6）立位。立位可以是男女相对而立，也可以令女方平卧于床沿，男方立于床下。这种体位对双方高矮、胖瘦等体形不相协调的夫妻比较适宜。

初次性交应该注意什么

"洞房花烛夜"是新郎新娘渴望已久的良宵。如何过好第一次性生活，快乐地度过这新婚之夜呢？

（1）消除精神紧张。婚后第一次性交，双方心情都比较紧张，神经也处于高度兴奋状态，再加上缺乏性知识，往往会出现丈夫刚刚接触到妻子的性器官或阴茎刚刚进入阴道，就开始射精。这种现象是正常的，并非人们所常说的早泄。以后随着夫妻性生活的延伸，性生活经验的积累，这种现象会自然消失。所以，在新婚之夜夫妻两人都不要过于紧张，学会放松自己的大脑和身体。

（2）夫妻相互配合。新婚之夜的性生活，夫妻两人都会感到腼腆和羞涩，所以，丈夫对妻子要多加关怀，这就要求丈夫的动作要轻柔一些，不要只顾自己不顾对方，给妻子造成精神上的不悦和身体上的痛苦，甚至会加重妻子的恐惧心理。

初次性交，丈夫要有步骤地激发妻子的性欲，妻子不要完全处于一个被动的地位，而是要主动配合，逐步地、和谐地完成性交。这样既可以减轻处女膜破裂所带来的疼痛，又可以避免意外的损伤。初次性交后，最好中断数日再进行第二次，使女方生殖器受到的损伤得到恢复。特别需要强调的是，如果新婚之夜正碰上女方月经来潮，新婚夫妇一定要控制自己，互相体谅，互相爱护，等月经干净以后再性交。双方如果不能控制自己，其结果必然是痛苦的。

（3）正确认识处女膜破裂。首先，女性要正确对待处女膜破裂时的出血和轻微疼痛，这是正常的，不必惊慌。如果感到较厉害的疼痛，且出血较多，就应劝阻丈夫暂停性交，采取适当的止血措施。其次，男性要正确对待处女膜与处女之间的关系。新婚之夜，女性无痛感，也不出血，并不意味着女性曾经有过性生活，不是处女了。因为处女膜是女性阴道口周围的一层薄薄的膜组织，剧烈的运动也可能导致破裂。因此，不能凭新婚之夜是否"见红"来评价妻子的贞操。

（4）注意性生活卫生。新婚夫妇要注意性生活的卫生，即使在条件较差的农村，新婚当天，男女双方也最好洗个澡，特别要把生殖器清洗干净。如果忽视了这一点，在性交时，就容易把细菌带入阴道和尿道口。给新娘带来病痛，给家人也带来负担。

（5）要防止性交过多。新婚夫妻的性欲都比较强，性的要求比较迫切，性交往往过频，这不仅有损身体健康还会影响日常工作和生活。婚后性生活间隔多长时间为宜呢？这要依人而异。一般健康的人，一个星期3~4次为宜；体质不好的人，性生活的间隔时间要长一些，一般以性交后不感到疲劳乏力、精力充沛为好。

（6）性生活是一项比较剧烈的运动，肌肉、骨骼，尤其是神经系统极度兴奋，全身血管扩张，血流速度增快，能量消耗大。因此，性生活之后，不要吸烟。此时吸烟，会促使对烟中有害物质的吸收，影响健康。不要淋浴，淋浴会加速热能丢失，容易感冒。不要冷浴，冷浴容易引起风湿性关节炎。

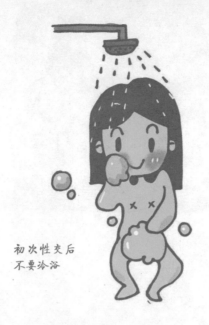

初次性交后
不要冷浴

初次性生活失败怎么办

新婚之夜性交失败是很常见的事。据分析，初次性交失败的原因主要有：性交之前阴茎已疲软（过度紧张造成）的占10%；性交之前已射精或刚刚接触女性阴道就射精（过度兴奋、急躁造成）的占8%；因女方疼痛的占35%；不知道性交部位的占15%；原因不明的占20%。从另一方面看，初次性交失败与有无爱抚经验有关，没有经验的人占失败人数的2／3，初次性交失败后自己能明白原因的占1／3，其中大多数失败者在经过2～5次试交后就能顺利结合，所以即使失败了也不必急躁不安或产生任何顾虑，可稍事休息后再试，或等一二天之后双方情绪安定、新婚时的劳累得到缓解之后再试。

初次性交失败后，女方的态度对今后性生活的幸福起到至关重要的作用。如果男方失败了，女方加以"真没用""太差劲"等指责，往往会使深感惭愧不安的男方遭受更大的心理挫折而陷入困境。这时女方若能通情达理、若无其事地说些喃喃情话，给男方以鼓励和安慰，男子就会恢复勇气，求得性生活的和谐美满。

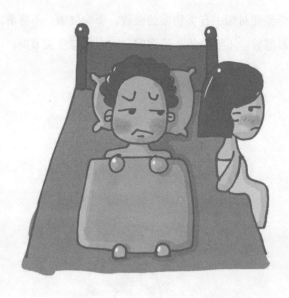

怎样正确看待"处女膜"

处女膜是覆盖在女性阴道外口的一块中空薄膜，大约 1～2 毫米厚，膜的正反两面都是湿润的黏膜，两层黏膜之间含有结缔组织、微血管和神经末梢，中间的小孔叫处女膜孔。处女膜孔的大小和膜的厚薄程度各人可有不同。处女膜孔的直径约为 1～1.5 厘米，通常为圆形、椭圆形或锯齿形；有的呈半月形，膜孔偏于一侧；有的有两个小孔作上下或左右并列；有的有很多分散的小孔，就像筛子上的小孔。处女膜可以防止外界不洁的东西进入阴道，有保护阴道的作用。青春期前由于卵巢所分泌的雌激素很少，这时阴道黏膜薄、皱襞少、酸度低，故抵抗力差，处女膜有阻拦细菌入侵阴道的保护作用；青春期后，随着卵巢的发育，体内雌激素增多，阴道抵抗力有所加强，处女膜也就逐渐失去了作用。处女膜孔是生理所必需的，女子成熟后，每月一次的月经血就是通过这个小孔排出体外，如果膜上没有小孔，则每月的月经血被它挡住而不能排出体外，医学上叫作处女膜闭锁。如果没有及时发现，月经血在阴道内积聚，成年累月以后可向上扩展到子宫腔和输卵管，通过输卵管的远端开口，流入腹腔中，使输卵管破损，肠管粘连，腹腔感染。

处女初次性交，男性的阴茎插入女性的阴道时，常将处女膜顶破而形成裂口，处女膜的裂口往往是多发的，从中心部向四周呈放射状延伸，由于男性阴茎进入的方向一般是向下向内的，故裂口在阴道口两侧下方处较深，可达基底部，称为完全性破裂。有时由于性交时男方用力过猛，可使附近的阴道壁也有裂伤。生育过的妇女，由于胎儿经阴道娩出，使处女膜进一步破损，以至到处残缺不全，有时仅留下几个残存的突起，叫处女膜痕。如果是剖腹产分娩的，因婴儿是从下腹部切口处娩出，不通过阴道，则处女膜仍保持婚后的形状。

一般来说，女性的处女膜破裂就意味着不再是处女了，但不尽然，有的女性的处女膜虽然完整，但也已不是处女了，有的女性确实是真实的处女，而处女膜已破裂。因有些处女的处女膜孔大，弹性好，膜内血管少，加上在性交时男方比较斯文而不粗暴，多次性交后处女膜可以不破裂；相反，有的处女，因某些意外，使处女膜破裂，如有的女性在儿童期的无知，将小玩具插入阴道，有的遇到外伤或尖锐物碰巧抵在外阴部，有的因手淫、洗涤或阴道塞药造成损伤，也有的是处女膜本来就很脆弱，从事剧烈运动时可使之破裂。因此，不能仅凭处女膜是否破裂来鉴定是否是处女。

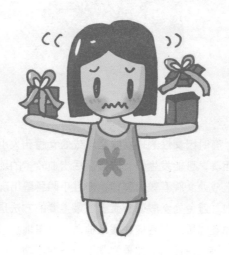

新婚之夜处女膜破裂出血怎么办

新婚之夜初次性交，当男子的阴茎插入阴道时，常将处女膜顶破，形成裂口，从而引起少量出血和轻微疼痛，对于绝大多数新娘来说，是不需要处理的。

个别新娘处女膜坚厚，或处女膜孔太小，或性生活中男方的急躁粗暴、用力过猛，偶尔会使处女膜严重撕裂，甚至裂口可延伸到阴道的基底部，成为完全性破裂，并使阴道壁裂伤，引起女方明显的疼痛或较多的出血。

　　一旦发生较多的出血，不必紧张，可立即在阴道口填塞一些柔软干净的卫生纸或纱布，戴上卫生巾或穿上贴身而有弹性的短裤，以压迫止血。也可以在阴道口填塞一些柔软干净的卫生纸或纱布后用手指按在出血处，稍用力压迫几分钟，出血通常也会停止。但若经这样处理，仍出血不止（通过对填塞的纱布是否持续向外渗血来观察），应及时去医院作局部伤口缝合处理，以便尽快止血。

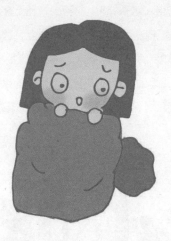

提醒　　　有时因女性的处女膜坚厚或处女膜孔太小，或男方性交动作粗暴，可能发生处女膜撕裂后出血较多的现象。最严重者不但造成处女膜有较大裂口，而且小阴唇壁出现撕裂伤，导致大出血。避免处女膜破裂大出血最主要的方法是新郎要有耐心，动作要温柔。阴茎应缓缓地插入，慢慢地扩张过紧的阴道，提插不可过快过深。如果性交不能一次成功，可分次进行，并注意在性交前对新娘充分地爱抚。新娘也要学习一些性知识，消除紧张心理，才能使阴部充分放松，避免阴道撕裂伤。

尿和精液会同时排出吗

由于男性的尿道兼具排尿和排精两种功能，所以有些人就会担心，尿和精液会不会同时排出呢？其实这种担心是多余的，临床上极难见到性交射精时排尿的病例。

正常情况下，当尿在膀胱里胀满时，如果条件允许的话，"可以排尿"的命令便从大脑皮质发出，通过骶部脊髓的反射，膀胱括约肌就会松弛舒张，尿就可以排出体外了。当条件不允许时，如睡眠中，虽然由于憋尿而总是做梦找厕所，但却并不排尿。

看来，人虽然睡熟了，大脑并未按照膀胱胀满的信息，发出"排尿"的指令。除了位于膀胱壁内的括约肌外，男性尿道里还有另一种括约肌，它位于尿道中段三分之一与内三分之一交界处，这正是尿道穿过尿生殖膈之处，又称为尿道膜部括约肌。它和排尿无关，只是在射精时才发挥作用。

男性在性兴奋时，位于尿道起始处的膀胱括约肌和在它外面的尿道膜部括约肌都处于收缩状态。这样，在两者之间就形成一个密闭的小空间，由附睾和输精管的平滑肌节律收缩驱动而来的精子，在这里与由前列腺和精囊来的分泌物相混合。当积蓄的精液增加到一定量时，或阴茎受到的刺激达到足够强度、出现性欲高潮时，射精就发生了，尿道膜部括约肌舒张，积蓄的精液便经由尿道口射出。

射精时，位于里面的膀胱括约肌绝对不会舒张，尿也就不会一起排出来，当然精液也不会进入膀胱。推测大脑皮质在这种情况下也会对膀胱括约肌起一定的控制作用，也就是说，大脑能认定这是处于"条件不允许排尿"的状态。因此，在射精时是不会同时出现排尿的。

可是，这么复杂的解剖结构和生理功能有时也会出毛病。如果射精时输精管等的收缩节律出现紊乱，或膀胱括约肌没有同时收缩，则精液可排入膀胱而不由尿道排出，这就是所谓的逆行射精。逆行射精常常是不育的原因之一。对于男性来说，即使是逆行射精，也会有射精的快感，所以本人多半不会觉察。往往是因不育症去医院就诊时才发现，或经女方指出后才清楚。这种情况多见于性交时不射精或性交时反复忍着推迟射精的时候。这种违背自然规律的做法，会引起控制排尿的膀胱括约肌松弛，一旦出现过一次这种"逆行射精"，再想恢复正常射精就很难了。

逆行射精除了由功能原因造成之外，主要是膀胱颈部括约肌因器质性病变使收缩功能失调，射精时不能紧密关闭的缘故。如尿道狭窄、精阜肥大、青年型糖尿病所致膀胱颈功能紊乱和手术损伤括约肌等。服用胍乙啶、利血平等药物，也会导致逆行射精。

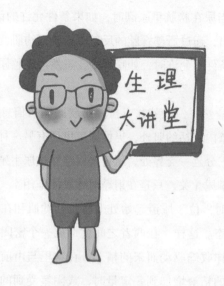

为什么要做好生殖器官的清洁卫生

性生活前后要清洗性器官，最好要洗澡，将全身清洗。

女性的日常卫生主要包括经常清洗外阴和勤换内裤。阴阜和大阴唇外侧有阴毛，自阴道内流出的白带、月经和外阴皮肤腺体分泌物，黏附一些污垢积存在阴毛内，或存在大阴唇与小阴唇、阴蒂之间。时间久了会刺激外阴皮肤，引起瘙痒症。另外，污垢有利于病原体的生长和繁殖，增加了病原体进入阴道的机会，因此要经常清洗外阴。

女性生殖器官的清洗可从大阴唇内侧开始，向内清洗小阴唇、阴蒂周围及阴道前庭。尿道口后上壁有一对并列的尿道旁腺，常为细菌的藏身之地，故尿道口、阴道口周围应注意清洗。然后，清洗大阴唇外侧、阴阜、大腿根部内侧，最后清洗肛门。清洗时避免用刺激性强的肥皂，并最好有专用的盆具和专用的毛巾，以免交叉感染。毛巾用过后要用肥皂清洗并晒干。

内裤也要经常换洗。女性尿道较短，距阴道口很近。如果内裤过紧，通过磨擦，阴道口生长的病原体容易感染尿道口。病原体一旦进入尿道，就可能沿尿路上行感染，引起泌尿系统的炎症。另外，肛门距外阴也很近。肛门处的病原体也可以通过内裤污染外阴。因此内裤要宽松些，并经常换洗。内裤最好是棉质的，保证生殖器的舒适和不受伤害。

性交前男性要清洗阴茎和阴囊，特别要把包皮向阴茎根部牵引使其翻转，将冠状沟和阴茎头洗净。女性也要清洗外阴和肛门。性交后，双方稍作休息后，如果精力允许，最好清洗一下阴部，然后再舒舒服服地睡觉，也可以睡醒后早上起来洗一下澡。女性性交后最好排一次小便，因尿液有冲刷作用。初次性生活时，由于处女膜破裂，容易感染，女方可服些抗生素。

夫妻双方应经常刷牙，清除口臭，否则严重影响接吻和做爱的情绪。

如果夫妻一方或双方有生殖系统、泌尿系统感染的疾患，就会在性交中相互传染。这时应停止性生活，夫妻双方要一起进行检查治疗。

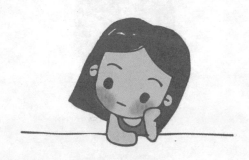

女子对精液过敏如何处理

有些新娘新婚初次性交后，突然出现咳嗽、气喘，眼、唇、睑部浮肿，咽喉肿胀感，荨麻疹，足底和手掌发痒，外阴和阴道奇痒、肿胀，分泌物增多，严重者可出现虚脱和意识丧失。这是由于新娘对新郎的精液过敏引起的，医学上称为"精液过敏症"。男子的精液中至少含有 11 种以上不同的抗原物质，它们之中的每一种都可成为过敏原。当新郎精液的抗原性较强，而新娘恰好是过敏体质时，性交之后新娘便会发生一系列过敏反应。这种过敏反应有的是在精液射入阴道后 5 分钟内发生，有的则要过 0.5 ~ 1 小时，或在几小时乃至几天以后才出现症状，但多半是在射精后 15 ~ 30 分钟时症状表现达到顶峰。

预防精液过敏可采用下述方法：

① 可在性生活前，在阴唇、阴道口周围涂少许肤轻松软膏或氢化可的松软膏，以预防或减轻生殖器官局部的过敏反应。也可使用避孕套，避免精液与女方阴道壁直接接触。或在性生活时使用避孕膏，它具有阻隔精液与女方生殖道组织细胞接触的作用，也能降低精液的致敏性。

② 在性生活后，女方最好立即排尿，应多蹲一会儿，使阴道内的精液尽量流出体外。可用温热的清水冲洗阴道及外阴部，以便将精液冲洗掉。

③ 性生活前半小时左右口服苯海拉明 25mg 或非那根 25mg 或息斯敏 1 片，均可防止或减轻精液过敏反应。

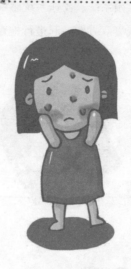

新婚之夜发生阳痿、早泄的原因及应对措施

阳痿是指：性交时男人阴茎经常出现硬度或持久度不足，以至于无法完成一次性爱。新婚之夜发生阳痿的常见原因为：精神紧张，性心理受压抑（如旅行结婚居住条件差等），或者突然受到外界事物的干扰，过度疲劳等。如果男性患有糖尿病、泌尿系统疾病或手术后遗症，也可能出现这个问题。在排除了生理因素后，培养一定的性知识和健全的性心理，经过一段时间调整和休息后，这种短暂勃起功能失调就会自行缓解。

早泄是指阴茎刚插入阴道，甚至还未插入时就发生射精。新婚之夜发生早泄的常见原因有：

性兴奋过分强烈	初次性生活，性的体验较强烈，心情较亢奋。而且，新婚期间还有一种新鲜感，使当事人处于高度的性兴奋状态，射精中枢也处于兴奋之中，射精阈值下降，性生活时稍有刺激，便会发生早泄
性饥饿	未婚时，体内精液积聚过多，又无性发泄机会，处于"性饥饿"状态。此时受到性刺激，就容易发生早泄
性经验不足	初次性交，性经验不足，配合又不够默契，因此，新婚阶段容易早泄，也就不足为怪了。经过一段时期，逐步取得性经验，早泄也就会不医而愈
心理因素影响	新婚初试云雨，有一种新鲜、好奇、神秘，又急于探索、追求刺激，这些心理活动会干扰性功能的发挥，既可引起早泄，也能发生阳痿
生理因素影响	如果患糖尿病、前列腺或尿道感染等疾病也可造成早泄
自慰	如果男方自慰时习惯了尽快射精，也可能造成新婚之夜早泄的发生

早泄并没有一定的时间标准可以衡量，只要双方还未得到满足时，男方已经射精，而且这种情形经常出现，就可看成早泄。

解决新婚之夜早泄问题，首先应查明早泄的原因，如果排除器质性病变，那么最好的办法是在体力恢复后，当晚进行第二次性交，这时候就比较容易控制射精时间了。另外，新婚早泄是个常见现象，只要保持平静的心态，注意摸索，掌握好性生活的节奏，用不了多久，新婚早泄现象自然而然就会消失。

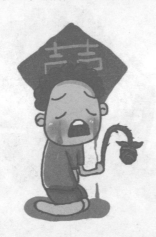

新婚同房要防止哪些疾病

（1）尿路感染。如尿道炎、膀胱炎、肾盂肾炎等。预防方法是男女都应常洗外阴部，每次性交前双方都应对生殖器和外阴部进行清洗，女性在同房后最好小便一次并再次清洗外阴部，以减少感染机会。

（2）同房晕厥症。由于新娘过分紧张、惧怕或激动，心跳加快，在同房时可出现脑贫血症状，如心慌、气急、面色苍白、出冷汗、血压下降、脉搏细弱、四肢湿冷、神态恍惚、失语等。出现这种情况，应将新娘头部放低，饮一杯糖水，一般可慢慢恢复，如神志仍不清，应送医院治疗。预防的办法是新娘应心情舒畅，不宜过分紧张，双方感情要融洽，新郎要克制自己，动作要温柔，切忌粗暴。

（3）女性阴道损伤。如阴道撕裂、出血过多、阴道穹窿损伤等，这些都是新郎动作粗暴，用力过猛所致。尤其是丈夫酒后缺乏自控能力而粗暴性交，就可能发生这些意外，有的出血过多致休克。如发生这种情况，应停止性活动，用消毒棉球压迫出血部位一会儿，严重的应送医院处理。

（4）阴道痉挛。极少数新娘由于对性活动不理解，产生惧怕心理，在性交时出现阴道痉挛，使性交难以顺利进行，甚至造成阴茎嵌顿，不易拔出。预防的办法是新娘不要紧张，应把夫妻性交看作是幸福美满生活的一部分。有阴道痉挛时，可在性交前半小时服用一次解痉、镇静剂，如阿托品、苯巴比妥等。若系阴道畸形或狭窄，就应上医院治疗。

（5）男方阴茎损伤。有的新郎在性交时急躁冒进，造成龟头损伤、包皮系带断裂出血，剧烈疼痛，轻者休息数日便可恢复，重者应及时去医院治疗。

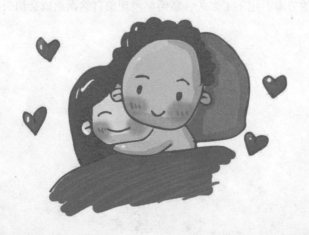

什么叫"蜜月病"

所谓"蜜月病"，实际上是在新婚性生活中，由于生殖器官的不清洁和不卫生而造成的泌尿系统的感染，主要发生于新娘，轻者只发生急性尿道炎，若细菌进一步逆行向上可引起急性膀胱炎，往往表现为尿频、尿急、尿痛，重者可发生急性肾盂肾炎，不仅出现上述泌尿道症状，还可出现发热、寒战、腰痛及全身酸痛，不及时治疗可转为慢性，对健康危害较大。预防本病，关键是注意性生活的卫生。主要包括：每次性生活前后男女双方应清洗外生殖器、外阴部；性生活之后女方最好排尿一次；避免在疲劳和患病的情况下过性生活；男子如有包皮过长，特别是包茎，应及早手术。

为了防止蜜月病的发生，新婚夫妇应该注意以下几点：

① 蜜月旅游应避开女方月经期。

② 性生活前要清洗外阴，男方也要清洗干净。

③ 勤换洗内裤。

④ 性生活适度。

⑤ 保持良好的睡眠，增强抵抗力；多喝水，勤排尿，少饮或不饮酒。

⑥ 一旦患了"蜜月病"，必须立即治疗，以免留下隐患。该病若治疗及时且得当，很快就会痊愈。患病期间要注意卧床休息，大量饮水，并停止性生活，以利恢复健康。

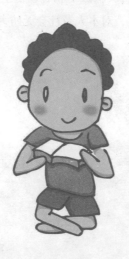

蜜月性生活应该怎么度过

新婚第一个月被称为蜜月，蜜月是非常让人留恋的。蜜月的含义，是说在新婚的第一个月中，夫妻不论在心情上或性生活感受上都像蜜一样的甘美甜蜜，令人心旷神怡。由于蜜月期是人们性生活的一个特殊时期，正确认识这个时期的特点，更好地实施性行为，使性心理与性生理均达到一种和谐美好的状态，可为今后性生活增添更多的色彩。

新婚之夜，当婚礼结束之后，一对新人步入洞房，令人向往已久的新婚之夜即将来临。美好地度过新婚第一夜，对男女双方婚后性生活的和谐和家庭的美满幸福都有很大影响。

蜜月期的性行为是夫妻之间逐渐熟悉、适应，并探索最佳快感的过程。

蜜月期中的性交频率比较高，大约每天 1~2 次。这取决于当事人的心理和身体状态，只要不感到过度疲惫，对身体不会有影响，并不存在一个最佳频率。性行为的方式，也没有一个固定的模式。在蜜月中男女双方可以探索不同的性交姿势，以寻找出自己认为最为合适的方法。传统的方式是女性仰卧，面对面性交；也可采用侧卧位，男女双方面对面或男方位于女方后面；也可以让女方在上，采用骑式或蹲式性交。这些各种不同的方式，都有其各自的美妙之处，都需要男女双方配合默契，才更能感受其乐趣，从中选择自己喜爱的性交模式。对于口交方式，即用嘴去吻、吸吮性器官达到性满足，这是一个从审美和卫生上有争议的问题。实际上，这种性生活方式在人群中也是广为存在的，据国外的调查，大约有 50% 的夫妇有口交行为。从医学和心理学上来看，只要注意性卫生，又能为双方带来性快感和性满足，对本人及社会无妨害，应该说是无可非议的。

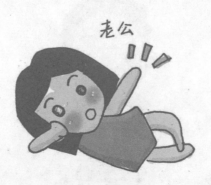

性生活的四个阶段

按照性生理变化的顺序和特点，把一次健康而完全的性生活，分为四个紧密衔接的阶段：即兴奋期、持续期、高潮期和消退期。

（1）兴奋期。是指夫妻双方的性欲互相被唤起，产生性的兴奋和冲动。血管充血是兴奋期的显著反应，男子性兴奋期的最突出变化是原来松软的阴茎变得坚挺勃起，体积显著增大；女性性兴奋期的主要标志是生殖器、乳房充血，大量的润滑液自阴道渗出。兴奋期一般需要 5～10 分钟。

男女的性兴奋期有明显的差别。男子的性兴奋来得迅速，发展速度和消退速度均快。而女子性兴奋则比较缓慢，常需一定的准备阶段，同时女性的性唤起时间与其心理状态、精神好坏、身体状况、疲劳程度、月经周期，以及性刺激的有效程度等方面有关。

（2）持续期。也称平台期或高涨期，是兴奋期的持续发展过程，特别是接近高潮时，情绪激动已达到顶点，稍微一点性刺激，就可出现较大的反应和获得性的快感。

（3）高潮期。是一个急剧转变的过程，是性快感体验的最高阶段，一般只持续几秒钟。男性高潮期的局部表现是射精，女性高潮期主要是以子宫、阴道周围肌肉以及盆底肌肉有节律性地收缩为特征。无论男女，随着身心两方面的极度兴奋，心跳、呼吸和血压都上升并达到高潮。

（4）消退期。是性生活过程结束和告一段落的时期。男女双方的情欲均趋向平复，性持续期和兴奋期身体发生的生理变化也迅速复原。此期约需 5 分钟左右。

值得一提的是：男方在一个性反应周期过后必须间隔一段时间才能重新激起兴奋而进入另一个性周期，在两个周期间疲软的阴茎不能再次勃起，称之为"不应期"，这是男子消退期的显著特点。女性在消退期中和男性不同，她们无明显的不应期，具有产生多次性高潮的潜力。

生活中怎样做到性与爱的和谐

根据性专家提供的调查报告，适度的性生活可以使男性的睾酮分泌量增多，而睾酮的作用可以使男性的肌肉发达，提高骨髓的造血能力。对于女性来说，如果能经常在性生活中获得充分满意，卵巢的生理功能和内分泌能力就会增强，其皮肤就会变得更加柔滑而且有光泽，头发会变得更加油亮，性情会变得更加开朗，所以有句话这样说：规律的性生活是世界上最好的美容师。

另外，对于女性来说，过性生活还有一个意想不到的好处。德国和印度的科学家们发现，在男子的精液中含有一种叫作半胞浆素的物质，它的抗菌特性超过目前任何抗生素，任何细菌都抵抗不住它的进攻。

那么，夫妻如何共同构建和谐性爱呢？

1. 保持爱情的热情

很多人以为激情是一种一下子出现的东西。比如，你和爱侣饭后小坐，互送秋波，突然欲火中烧，你迫不及待地希望拥着爱侣进入卧室……可是大多数的夫妻没有你那么现实主义。要知道：性爱并不等于性交，你的爱侣虽说在与你眉来眼去，那是一种性爱的热情，并不是暗示要与你马上就去翻云覆雨。

与爱侣保持富有生气的情感联系是维持夫妻性和谐的重要因素。一定要时时表现出你的爱和吸引力，别等到你需要过性生活时，才临渴掘井。

2. 注意事前的逗引

长期以来，我们都以为性爱只是夜晚的事、床上的事，与白天的日常接触和亲昵关系不密切。其实不然，如果夫妻一整天都不怎么亲近，到了晚上休息后，一时"性"起，云雨一番，往往并不能使双方特别是妻子享受到足够的快感。性生活过得和谐，是需要一定的情绪准备的，而情绪准备得充分与否，又取决于夫妻之间事前的相互逗引，尤其是女子偏好此道，因为这让她感到自己的重要，使她兴奋起来，确信自己是有魅力的，在性方面是有吸引力的。男子在要求做爱前几小时甚至一天就该开始逗引示爱，给妻子以暗示。

在接近夜晚的时候，你可以用关怀、爱抚的言语或行为给妻子以不同寻常的照顾，聪慧的妻子是不难领会这种异常的亲切举动暗示着什么的。

3. 掌握沟通的技巧

许多性方面的问题不能解决，常常是因为一方或双方不会或不便以坦诚、真诚的态度来沟通。夫妻过性生活，在一般情况下，总是由丈夫主动提出的，而妻子即使鼓足勇气，也是以躲躲闪闪、委婉含蓄的暗示居多，还有的妻子不愿意时要么不理不睬，要么冷言拒绝。

许多女子不懂得拒绝男子的性要求对他们意味着什么。对于男子，性是付出的原始形式，是其灵与肉的奉献途径。女子应该懂得男子在付出自己时的自尊心和热情是容易受伤的。所以，当丈夫向妻子发出做爱的信号时，妻子要能理解他的心情，不要茫然不觉，要及时向他表明自己的态度。如果同意当然皆大欢喜；如果不同意，应该婉言推辞。比如说："我今天没情绪，过两天行吗?""今天我累了，明天好吗?"同时可以通过一些温柔的动作给丈夫以安慰。在这个问题上，切忌简单从事，切忌在炽烈的感情上泼下一瓢冷水。

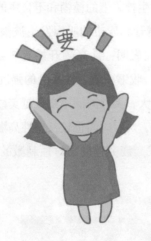

4. 优化性爱的氛围

由于人类性行为具有隐秘性，因此夫妻过性生活应该使环境保持安静、温暖、隐蔽，使人充满安全感。安全感能使人思想放松，心情舒畅，有利于性生活的和谐。如果环境很嘈杂，或担心房门随时被人推开，或担心过性生活时可能被外人看见或听见，心理上即有一种恐惧感或不安全感，这种感觉通过神经中枢传到大脑，性欲望便立即减弱或消失。因此，夫妻在过性生活之前，最好检查一下外部环境，看看门是否上锁，窗户是否开着，窗帘是否拉上……使一切都让人放心以后再行灵肉融合。

怎样才能达到性生活高潮

性生活是双方共同的事情，需要双方共同理解和配合。首先双方要对生殖器的生理结构和性敏感带有所了解，知道如何刺激以引起快感；其次性交前戏应充分，气氛要浪漫些，把情绪调动起来，待生殖器有足够分泌物再插入，以免插入困难甚至疼痛；第三，不妨多尝试几种姿势、方式，探寻适合自己的性交姿势；第四，你完全可以主动迎合，有时会有意想不到的效果；最后，一定要消除对性生活的心理压力，互相配合很重要，但也不要一味想着如何让对方满足，而影响自己的感觉。

性高潮是夫妻性兴奋的顶点，是夫妻双方性交流的高峰体验，性高潮通常是指男女在性生活时产生的美妙感觉，是一种生理和心理体验。性高潮的一般特点在两性是基本相同的。女性达到性高潮时其生理表现为，首先是阴道下部的肌肉收缩，紧接着发生子宫的节律性收缩，从子宫底部一直发展到子宫颈，同时面部赤红、乳房坚挺，有时会发生神志上的模糊和不自主的呓语及呻吟。

而男性性高潮是从输精管和尿道的肌肉发生波浪式的收缩而产生压力排出精液，引起射精。现代研究表明：性高潮开始有 3～4 次收缩，时间间隔约为 0.8 秒，在以后，间隔延长，收缩减缓。性高潮的强度一般由这种收缩次数来决定。收缩次数越多，强度越大，两性间的感觉也越美妙。一般来说，女性性高潮时肌肉痉挛发生的次数较多，历经时间也较长。性高潮的强度还依赖于以下许多因素：性刺激的强度和方式、疲劳程度、对性刺激的心理接受能力、双方的情绪、人际关系和所处环境等。

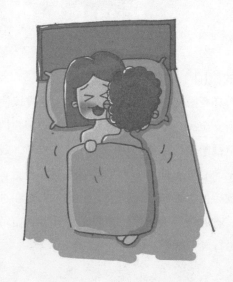

性高潮是一种超越自我境界的意识，故夫妻在性生活中都希望达到性高潮。如何才能享受性高潮的幸福呢？其方法是：

① 实行爱肌训练。即锻炼女性耻骨尾骨肌的收缩力，方法是将阴道括约肌及肛门括约肌收缩一下然后松一下，算一次，早晚各做 60 次，锻炼一个月，然后将这种动作用于性生活中去，可加强阴道对阴茎的紧握作用，有利于提高快感。

② 适当变换性交体位。如女方经过性学医生检测发现阴道前壁有 G 点，则建议采用女上位性交，有利于阴茎更有效地刺激 G 点，促进女性高潮的早降临，另外对夫妻双方也可协调性快感。

③ 学会将性幻想和身体的性刺激结合起来。

④ 重视性事前的前奏活动。

⑤ 加强夫妻间的情感交流。

⑥ 要充分利用性敏感区，强调夫妻双方积极主动参与性活动。

怎样才能达到性和谐

性生活有三大功能：生育、健康和性快乐。性爱是人的自然属性，性生活的和谐美满是夫妻恩爱的一个重要组成部分。那么怎样才能获得性生活的和谐呢？

（1）掌握科学的性知识。性学家总结了人类性反应周期有 4 个阶段，即兴奋期、持续期、高潮期和消退期，可是至今还有许多人对此不十分清楚，因此，性生活前无爱抚者有之；性高潮从来不出现自以为是"本来如此"者有之；消退期"草率收兵"、置妻子于不顾蒙头睡觉者也有之。由于双方或某方不懂性知识，导致性生活质量不高。所以夫妻需要学习掌握科学的性知识，不能靠"天赐"，更不能盲目靠"瞎碰"，而是要在具备一定的科学知识后进行。

（2）有正确的性观念。有些夫妇受传统观念的影响，把性交甚至性交之外的任何性行为都视为不正派，把爱抚视为下流的行为，这种错误的性观念大大妨碍了他们性生活的和谐，因此夫妻对待性生活前的爱抚应有一个正确的认识。

（3）保持良好的心理状态。夫妻感情是婚姻的基础，要是夫妻没有良好的感情基础，丈夫即使懂得许多的性爱艺术对性生活也无济于事，故要达到性生活和谐，夫妻必须要有恩爱的感情。良好的心理状态是性生活和谐所必需的，因此性生活要讲究情绪与精神状态。情绪低落、疲劳、精神紧张、焦虑与恐惧等不良心态绝不可能给性生活带来多少欢愉。

（4）要有强健的体魄。夫妻如具有强健的体魄、正常的生理、正常的器官、正常的内分泌系统，性生活就具备了基本的条件。否则，可能每次性生活皆会因体力难支而快速完事，在不愉快中度过。身体不好，性事不济，就会影响到夫妻感情。因此，要有美满的性生活，必须有健康的体魄。

（5）要强调夫妻共同参与。性生活是夫妻双方共同的事，应该共同参与，只有双方积极参与，才能如鱼得水，互相默契，充满温馨，两情欢愉，共享和谐。有一个这样的妻子，每次性交时像木头人一样，毫无配合，每次还看着时钟催丈夫快些完事，夫妻生活毫无和谐可言，这对夫妻是"单方面参与"的典型例子。如果经常这样，恐怕就难免有危机发生了。

（6）要注意交流。夫妻双方要注重交流，通过情感交流、性反应交流与性爱交流，情爱与性爱才能有机地结合，并达到灵魂与肉体的融合。

（7）要重质而不重量。据不完全统计，有70%以上的新婚夫妇，婚后性生活频繁，每晚1～2次且持续1～3个月。年轻人在新婚期短期内性交稍多一些是可以理解的，但是有些人由于纵欲而发展至不射精、性欲减退或阳痿，破坏了原有的和谐的性生活。

有人调查300对婚龄15年以上的恩爱夫妇发现不少夫妇做爱的频率并不比普通夫妇高，但是性生活却能达到"高标准"，因此，性生活的质比量更为重要。

（8）要注意"创新"。巴尔扎克说过："婚姻必须征服那吞噬一切的怪物——习惯"。在夫妻生活中，也要注意克服单调、古板的习惯性心理，适当地变换体位，科学选择合适的体位对提高夫妻性生活质量是十分有益的。

 此外，还要注意做爱的环境，温馨的居室也可做一些新的布置，光线的配备也可罗曼蒂克一点，做爱的场所，也可不拘一格，适当变换做爱的方法或说些温柔的情话，都可提高性爱的效果，要创新，这个创新需靠夫妻共同来缔造，这样性生活才能达到"魅力不减""常过常新"！

（9）不要操之过急。婚后要求夫妻马上享有和谐的性生活有时并不现实，因为性经验的积累与默契，有一个实践的过程与逐步深化的过程。若一时不和谐，要给对方时间，要给对方鼓励，互相理解，耐心等待，即使有不和谐的迹象出现也不要互相埋怨，不要互相指责。不和谐是暂时的，夫妻之爱是永恒的，若夫妻合作得好，和谐终有一天会到来。

性学家曾将完美的性生活形象地喻为欣赏一支优美动听、扣人心弦而又轻松愉快的交响乐曲，愿天下夫妇能积极参与、共同实践、共同探讨、共同总结、共同缔造，在以上"九个要素"中好好做文章，相信一对对的伉俪一定会和谐地奏出两人心旷神怡的性乐章。

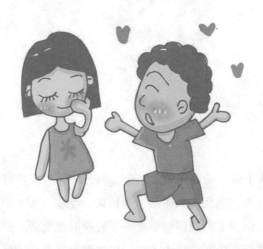

性生活一般安排在什么时间较合适

在一昼夜的时间里，过性生活以什么时间为好？不少夫妇都十分关心这一问题，性学家也不断在探索研究它。性生活时间的安排，通常应考虑两个问题：一是不在疲劳的状况下过性生活，二是性生活之后有一个比较充分的休息和恢复体力的时间。从目前性生活的实践来看，大致有以下三种说法。

（1）有人认为，清晨，也就是6点左右为好。持这一意见的人认为经过一夜的休息，体力得到了恢复，性生活中有较好的精力。另外，从生理学角度说，清晨人体内肾上腺荷尔蒙的浓度最高，此时的性欲也最强。在这一时间内过性生活，可以短时间进入性兴奋状态。虽然性交后得不到充分休息，立刻要从事工作、学习，但由于一次性生活耗费的体力并不大。清晨过性生活，以性生活后无疲乏感为宜。

（2）有人认为，以晚上为好。所谓晚上，一般是指22点左右，对相当一部分人来说，这是即将入睡的时间。持这种观点的人认为，性活动需要付出较大的体力，在这段时间过性生活，完事后可以立即入睡，使双方得到充分的休息，第二天可以保持充沛的精力。

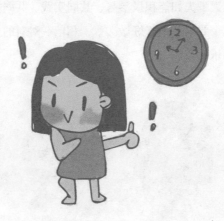

（3）有些人主张，最好先睡上几个小时，一觉醒来再过性生活为好。持这一种看法的人认为，现代人的生活节奏较快，经过一天8小时的学习、工作，大都比较疲劳，而到了晚间还想享受一下轻松的夜生活，一般晚上睡觉较晚，在这种情况下进行性生活，体力不济，精神懈怠，未必能使双方满意。如果睡上一觉，得到一段时间必要的休息，让体力、精力都得到恢复，性交后还可以睡上几个小时。

以上三种说法各有各的角度，各有各的道理。也很难说哪一种说法有绝对的优势或劣势，不过，就相当一部分夫妇的习惯来说，以第一种说法为最普遍。其实，性生活时间的选择，主动权在每一对夫妇手中，什么时间过性生活，应根据双方工作、学习的安排，身体、精力、心情的状况，以及性生活的习惯、偏好来决定。例如性功能较弱的人选择在清晨就有利于弥补自己的弱点；工作比较忙的人选择在睡前就比较容易保持旺盛的工作精力。

总之，性生活的时间没有一定之规，只要夫妻双方共同认可和喜欢，又不影响彼此第二天的工作学习，不管选择什么时间都是适宜的，不必千篇一律地强求。

每周过几次性生活比较合适

每周性生活的频次，每对夫妇之间差别很大。主要受夫妇双方年龄、职业、性格、精神心理和环境条件的影响。

衡量性生活频次合适的标准是：性交后的次日不感到疲劳，身心愉快，精力充沛。那么，通常情况下，从生理和有益身心健康的角度，每周性交几次合适呢？

新婚蜜月期，夫妻双方性欲强烈，心情舒畅，又多处在假日之中，性交后有足够的休息睡眠时间，即使是每天晚上性交，也算合适。但是新婚假日之后，双方都要忙于工作和学习，就不能像蜜月时那样频繁了。

一对身体健康的青年夫妻，以每周3次性交为宜；一对壮年夫妻，每周1~2次性生活也不算过度；40~50岁的中年夫妻，每周可安排1次性生活；一对身体健康的老年夫妻，也不应该戒除性生活。

什么时间不适合过性生活

众所周知，性行为有利于健康，但是如果不加以节制、不考虑身体状况而勉强为之，则对健康就不利了。中医学告诫我们，饭后不要立即行房事，洗澡后也不宜立即行房事，否则对健康不利。

人体在安静情况下各部分血流量分布差异很大。以每分钟血流量计，肾脏1200毫升，肝、脾等内脏1500毫升，脑和脊髓750毫升，骨骼肌850毫升，皮肤450毫升，心肌250毫升，其他350毫升，共约5400毫升。身体还具有随时调节血流量的能力，如同"调兵遣将"一样，哪里紧急需要就往哪里"调动"；

哪个器官工作繁忙，身体就多分配些血液给它；而工作量不大的脏器，血流量相对地减少。饭后胃肠道工作量骤然增加，身体便调动更多的血液去胃肠道，以便帮助消化。洗澡后全身皮肤的血管充分扩张，较多的血液暂时积存在皮肤扩张的血管里。毫无疑问，此时分配到生殖器官的血液相对减少。然而，房事时性器官最显著的一个特点就是广泛充血，也就是说，房事时身体也要动用大量血液流向性器官。如果饭后（或浴后）立即行房事，就会出现性器官与胃肠道（或皮肤）血管争夺血液的"大战"状况。假如胃肠道或皮肤取胜，性器官供血不足，势必影响房事质量；如果性器官抢先夺得血液，则会对胃肠道或全身血液调节功能带来不利影响。假如原先就有冠心病，在争血"大战"中容易发生心肌供血不足，诱发心绞痛或心肌梗死。由此可见，饭后与浴后即行房事对健康不利。

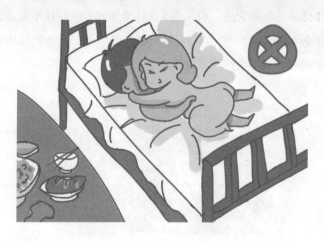

女性在哪些情况下不宜有性生活

性生活作为人类传宗接代的唯一手段，千百年来，它不仅赋予夫妻生活一种浪漫甜蜜的情调，而且也滋润着夫妻之间相濡以沫的深厚情义。然而，任何事物的存在都必须遵循客观规律，否则，乐极生悲、遗患无穷。

因此，不论何人，性生活必须严守以下禁忌：

（1）患有某些严重器质性疾病的患者，不可勉强过性生活。

（2）患有传染病的人，尤其是患有性病的人，切忌过性生活，以免害己害人。

（3）筋疲力尽之际不可性交，否则，消耗体力过度有损健康。

（4）心情不快时不要勉强性交，以免产生厌恶之感，影响以后性生活的和谐。

（5）经期千万不要同房，否则，会因妇女经期子宫颈口开放、内膜脱落充血、身体抵抗力差等原因，导致月经紊乱、痛经或闭经等多种妇科疾病。

（6）女性喝酒之后不要性交，以免受孕后危及未来胎儿健全发育。

（7）严禁不讲环境及生理卫生性交，以免将细菌病原体带入体内，损害健康。

（8）饱食后和饥饿时不要性交，因为饱食使人肠道充盈并充血，大脑及其他器官相对供血不足；饥肠辘辘时，人的体力下降，精力不充沛，达不到性满足。

（9）女方精神过度紧张时不要性交，否则会加剧女方的疼痛。

（10）流产手术后不要性交。其中孕早期（前12周）流产后应禁房事一个月；孕中期（孕13～28周）流产后应禁房事一个半月；孕晚期（孕29～40周）分娩后应禁房事两个月。

做爱后五件事千万不能做

性生活是一项比较剧烈的运动，肌肉、骨骼，尤其是神经系统极度兴奋，全身血管扩张，血流速度增快，能量消耗大。

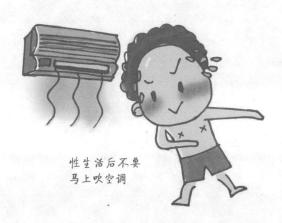

性生活后不要
马上吹空调

因此，性生活之后有五件事一定不要做。

① 不要吸烟。此时吸烟，会促使烟草中有害物质的吸收，影响健康。

② 不要淋浴。淋浴会加速热能丢失，容易感冒。

③ 不要冷浴。冷浴容易引起风湿性关节炎。

④ 不要再交。频繁性交，对双方身体有害无益。如果每晚都两次性交，纵欲过度是会导致射精中枢过度兴奋或疲劳的，那样就真有可能出现早泄或勃起障碍了。

⑤ 不要吹空调。性交后双方都比较疲乏，身体免疫力差，马上吹空调特别容易感冒。

第三章

科学避孕，让你享受有"安全感"的性爱

新婚夫妇避孕常遇到的问题有哪些

新婚后，由于某种原因暂时不想要孩子，最好的办法就是从结婚开始就避孕。避孕不同于绝育，若想生育，只要停止避孕就可以受孕、生育。那么，新婚夫妇常遇到的避孕问题有哪些呢？

（1）担心避孕会影响夫妻性生活。这种担心是没有必要的。首先，新婚避孕是建立在夫妇双方都有避孕愿望的基础之上的，因此，夫妻之间的思想是一致的，心情是愉快的，而这恰恰是过好性生活的一个重要条件。其次，新婚避孕所推荐采取的措施既安全、可靠，又适合新婚生活的特点，如采用外用避孕药具、速效口服避孕药，因这些方法多是在生殖器官上采取避孕措施，不影响全身，更不会影响内分泌或大脑皮质，所以对性生活是不会有影响的。

（2）新婚夫妇缺乏性生活的知识、经验，同时也缺少避孕的知识。有的新婚夫妇既羞于启齿向医生请教，又缺乏勇气听有关讲座，这样当然很难正确避孕。

（3）不愿采用或不能正确使用某些避孕措施。一般情况下，新婚夫妇的性冲动、性要求比较强烈，性生活比较频繁，常常嫌一些避孕措施麻烦而不愿采用，或者有时不能严格实行某些避孕措施，这样很容易造成避孕失败。

所以，新婚夫妇应从多渠道（书本、医生、朋友、讲座等）学习避孕常识，掌握避孕技巧，成功地进行避孕。

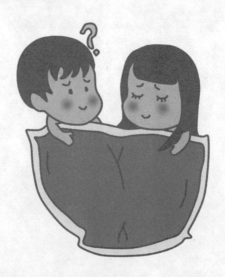

新婚期常用的避孕方法有哪些

如果结婚后不想马上生儿育女，就应该采取避孕措施，新婚期采取的避孕措施一是要安全可靠，二是要不影响身体健康和以后的生育，下面介绍几种常用的新婚期避孕方法。

（1）避孕套。避孕套是首选的避孕措施。避孕套是一种乳胶制成的很薄的护套，又薄又软，形状、大小、颜色都各有不同。避孕套使用用法简便，而且基本上不会影响性快感。但使用避孕套避孕一定要掌握正确的使用方法。避孕套避孕的优点是对女性身体的生理无干扰作用，还可防止性传播性疾病。

（2）短效口服避孕药（1号、2号、0号或18甲）。短效口服避孕药也是新婚期常用的避孕方法。当决定了结婚日期，新娘必须在结婚前的末次月经的第五天就开始服药，连服22片后停药。如果继续避孕，在来下次月经的第五天开始再继续服下一个周期的药。短效口服避孕药避孕效果接近100%，而且还有使月经规则，减少宫外孕和卵巢癌发生的额外好处。每天固定时间服药，养成习惯，避免漏服，睡前服用可以减轻胃肠道的不良反应。但是如果较长时间使用短效口服避孕药避孕，想生育时，应先停药，改用其他方法避孕半年后再怀孕。

（3）探亲避孕药（速效口服避孕药）。如果婚前来不及提前服药，蜜月期间可以采用口服探亲避孕药的方法进行避孕，以后再改用短效药。可在结婚的当日用。

（4）避孕栓或避孕药膜。采用避孕栓或避孕药膜避孕，必须是新婚后经过一段时间的性生活后再开始使用，因为此时阴道已扩张，可有效放置药栓或药膜。用药栓或药膜避孕时，一定要做到如下两点：一是要坚持，二是在性交时间较长时应补放1片，否则影响效果。

总体来说，新婚夫妇以采用男用避孕套、女服短效口服避孕药等简单、容易掌握且对内分泌及生育没有影响的避孕方法为佳。

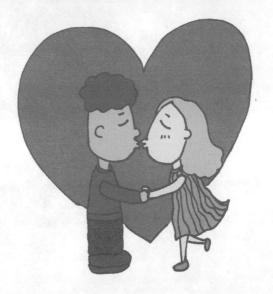

新婚期不宜采用的避孕方法有哪些

由于新婚夫妇在性生活方面正处于相互适应阶段，性中枢兴奋性强，性生活比较频繁，生殖能力强，而且新婚夫妇避孕是短期的，要充分考虑避孕对今后怀孕的影响，所以新婚夫妇不宜采用以下避孕方法。

（1）安全期避孕法。新婚期由于性生活的兴奋，打乱了正常的排卵规律，易发生额外排卵，因此安全期亦不安全。

（2）女用长效避孕药（针）或男用棉酚类。女用长效避孕药（针）或男用棉酚类，停药后生育力恢复缓慢，必须停药后半年方可怀孕，否则将对胎儿不利。

（3）上环和阴道隔膜。由于新婚妇女阴道较紧，不宜采用上环和使用阴道隔膜等方法避孕。

（4）体外排精法避孕。即男方通过在将要射精时把阴茎抽出，不让精液射入女方阴道内而进行避孕的一种方法。由于新婚夫妇缺乏性生活经验和规律，不易掌握好，经常导致避孕失败而怀孕。

（5）紧急避孕方法。如果新婚夫妇忘记采取避孕措施或者避孕失败，可服用紧急避孕药。但紧急避孕药仅作为常规避孕措施失败的一种补救措施，新婚期间只可以使用一次。

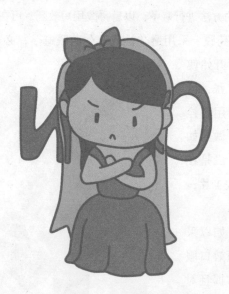

如何正确使用避孕套

避孕套也叫阴茎套，在艾滋病防治中被称为安全套。避孕套是一种由优质乳胶做成的鞘状物，它是传统的男用避孕工具。避孕套的作用机制为阻止精子进入阴道，避免精子和卵子相遇，从而达到避孕的目的。

避孕套有大（35毫米）、中（33毫米）、小（31毫米）三种规格，使用者应选择适合自己的号码。太大容易滑脱；太小会使阴茎产生疼痛，或发生避孕套破裂，从而造成避孕失败。

拿到避孕套，首先要看清包装盒上印的出厂批号。出厂批号通常用6～8位数表示，从左至右分别代表年、月、日和当日的第几批。据此可得知生产日期，以推算有效期。在常温下贮藏期不宜超过1.5年。如果贮藏期过久或贮藏条件太差，都对其张力、强度有影响，在使用过程中容易破损。

避孕套在使用过程中应注意以下几点：

① 使用前，先要检查有无漏气。检查方法是：将避孕套吹满气体，捏紧其开口部，观察有无漏气，如无漏气方可使用。

② 使用前先捏扁套子前端的小囊，挤出囊内空气，同时将卷好的避孕套套在已勃起的阴茎头上，边退边套，直达阴茎根部为止。

③ 一定要在性交开始前，阴茎勃起后带上避孕套。

④ 射精后要在阴茎尚未软缩前，用两个手指按住套口与阴茎一起抽出。

⑤ 从阴茎上脱下避孕套后，应检查避孕套的小囊内有无精液，这样才能证实避孕套确无破损。

⑥ 使用后将避孕套打结后放入垃圾桶内，不要重复使用。

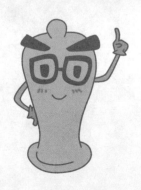

如何正确使用局部外用避孕药

局部应用的避孕药，有外用避孕药膜、避孕药膏、避孕栓、外用避孕片等。其避孕原理是：利用药物杀死精子；利用药物的黏稠性使精子失去活动能力；药物在阴道内很快溶解，散布在阴道及子宫颈周围，形成不能穿透的油层或泡沫，以阻止精子进入子宫，达到避孕的目的。

各种外用避孕药的使用方法基本相同，现以最常用的外用避孕药膜为例，介绍一下外用避孕药的使用方法。

外用避孕药膜的使用方法很简单，男女均可使用。每次房事只需用一张。男用时，先将阴茎插入阴道，润湿后退出，随后将药膜包贴于阴茎头上，推入阴道深处，停留约5分钟，待药膜溶解后再进行性交。女用时，将药膜包于手指上，送入阴道深处，5分钟后药膜溶解，此时男方可开始性交。

经实验和临床应用观察，外用避孕药膜的避孕效果良好，避孕有效率在98%以上，是一种值得推广的避孕方法。当然，外用避孕药膜必须使用正确，如果药膜未能正确放置在阴道深部，或药膜在阴道内尚未溶解就开始性交、射精，就可能导致避孕失败。

使用避孕药膜避孕，一般无明显的不良反应，极少数女子使用后会出现阴道分泌物增多、阴道瘙痒、阴道烧灼感等不适。避孕药膜不会损害女性的肝、肾功能，不影响月经周期和性交快感，也不会杀灭正常的阴道杆菌。因此，育龄夫妇均可使用，尤其对哺乳期妇女、不宜放置宫内节育器和口服避孕药者，对于慢性肝炎和肾病患者，更为适用。

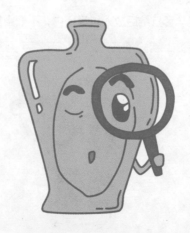

常用的口服避孕药有哪些

我国常用口服避孕药

类别	药品名称（商品名）	雌激素	孕激素	备注
短效避孕药	复方醋酸环丙孕酮片（达英-35）	炔雌醇 35μg	醋酸环丙孕酮 2mg	21 片 / 盒
	炔雌醇去氧孕烯（妈富隆）	炔雌醇 30μg	去氧孕烯 150μg	21 片 / 盒
	复方孕二烯酮片（敏定偶）	炔雌醇 30μg	孕二烯酮 75μg	28 片 / 盒
	炔雌醇去氧孕烯（美欣乐）	炔雌醇 20μg	去氧孕烯 150μg	21 片 / 盒
	炔雌醇屈螺酮（优思明）	炔雌醇 30μg	屈螺酮 3mg	21 片 / 盒
	复方炔诺酮（口服避孕片 1 号）	炔雌醇 35μg	炔诺酮 600μg	
	复方左炔诺孕酮	炔雌醇 30μg	左炔诺孕酮 0.15mg	
	复方左炔诺孕酮（三相）片	黄片：炔雌醇 30μg	黄片：左炔诺孕酮 0.05mg	
		白片：炔雌醇 40μg	白片：左炔诺孕酮 0.075mg	
		棕片：炔雌醇 30μg	棕片：左炔诺孕酮 0.125mg	
	复方醋酸甲地孕酮（口服避孕药 2 号）	炔雌醇 35μg	甲地孕酮 1mg	
	复方 18 甲基炔诺酮短效片	炔雌醇 30μg	18 甲基炔诺酮 300μg	
	口服避孕片 0 号	炔雌醇 35μg	炔诺酮 300μg，甲地孕酮 500μg	
紧急避孕药	左炔诺孕酮（毓婷、保仕婷）	左炔诺孕酮 0.75mg	2 片 / 盒	
	左炔诺孕酮（安婷、金毓婷、丹媚）	左炔诺孕酮 1.5mg	1 片 / 盒	
	米非司酮（后定诺）	米非司酮 25mg	1 片 / 盒	

类别	药品名称（商品名）	雌激素	孕激素	备注
探亲避孕药	炔诺酮探亲避孕药		炔诺酮 3mg	
	复方双炔失碳酯肠溶片（53 号探亲避孕片）		双炔失碳酯 7.5mg	咖啡因 20mg，维生素 B$_6$30mg
	甲地孕酮探亲避孕片 1 号		甲地孕酮 2mg	
长效避孕药	炔雌醚左炔诺孕酮（悦可婷）	炔雌醚 3mg	左炔诺孕酮 6mg	6 片 / 盒
	复方左炔诺孕酮	炔雌醚 3mg	左炔诺孕酮 6mg	
	复方炔诺孕酮二号片	炔雌醚 2mg	炔诺孕酮 10mg	
	复方炔雌醚片	炔雌醚 3mg	氯地孕酮 12mg	
	三合一炔雌醚片	炔雌醚 2mg	氯地孕酮 6mg，甲炔诺酮 6mg	

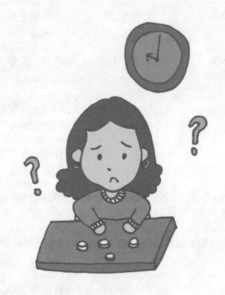

如何正确服用短效避孕药

短效避孕药是最受推荐的常规避孕方式，因为它的剂量小，人体很快就能代谢掉，尤其是第四代副作用小，还可预防某些妇科肿瘤，对女性健康有益。

目前药店常见的短效避孕药都是 21 片装，在月经周期的第一天（即出血第一天）开始第一片，每天一片，连续服用 21 天（按照包装上标注的顺序服用），然后停药 7 天，接着再服用下一盒。在刚开始服药的前 7 天最好使用避孕套。

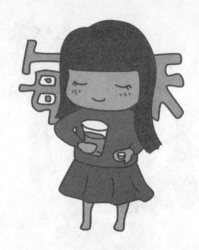

根据复方制剂中药物剂量的情况，还可以分为：①单相片：整个周期中雌、孕激素剂量固定，如复方炔诺酮片、复方甲地孕酮片、复方左炔诺孕酮片、去氧孕烯炔雌醇、复方孕二烯酮和复方环丙孕酮片。②三相片：模仿正常月经周期中内源性雌、孕激素水平变化的三个阶段，按顺序服用。前 6 片含低剂量的雌、孕激素，中间 5 片两种激素含量均高，后 10 片孕激素含量高而雌激素含量低。如左炔诺孕酮炔雌醇（三相）片，首次服药在月经第一日，有效片连服 21 日，停药 7 日后开始服用下一个周期用药。

服用长效避孕药要注意什么

长效避孕药也是由雌激素和孕激素配制而成的复方药物，通过抑制排卵、抗着床等机制达到避孕的目的。

长效避孕药的孕激素剂量是短效避孕药的几十倍，雌激素剂量是短效避孕药的近百倍，因此副作用较大。

长效避孕药不可突然停药，必须改服短效避孕药三个月后再停药，使体内激素水平缓慢下降，避免大出血。

复方甲地孕酮注射液和复方庚酸炔诺酮注射液也属于长效避孕药。

长效避孕药现在较少见，由于一次服用的剂量较大，副作用也较大，建议服用时仔细咨询医生和药师。不建议未婚女性服用。

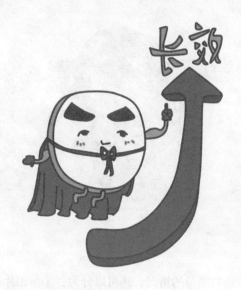

口服避孕药避孕应注意哪些问题

　　口服避孕药在我国应用已有多年历史，具有高效、安全、简单、可逆性和治疗性等优点，但由于部分夫妻对使用避孕药缺乏科学认识，以致避孕失败，造成不必要的损失和痛苦。为此，提出下列几点注意事项。

　　（1）必须遵守服药时间。按时服药是避孕成败的关键。口服避孕药规定在月经第 5 天开始服药，如果从月经第 6 天以后再服药，就会影响避孕效果。服药日期越晚，避孕效果就越差。

　　（2）不要随便停药。有些妇女在开始服用避孕药时，会出现类早孕反应的情况，因此就不愿坚持服药，导致避孕失败。

　　（3）要坚持定时服药，防止漏服。最好坚持天天同一时间服药，万一当天忘了服药，须在第二天早晨补服 1 片，晚上照常服 1 片。

　　（4）服用避孕药期间，应禁用巴比妥、利福平、苯妥英钠、非那西汀、利眠宁、眠尔通和扑米酮等药物，因为这些药物会影响避孕药的避孕效果。

　　（5）长期服避孕药要补充维生素。长期服用避孕药者，最好适当补充一些维生素 B_1、维生素 B_2、维生素 B_6 及维生素 C。

（6）注意保管好药品。口服避孕药的有效成分在糖衣上，如果保存不好，糖衣被磨损或药片受潮脱落，就会影响或失去避孕效果，所以要特别注意保存好。药片取回家后应放在阴凉干燥的地方，最好放在玻璃瓶里。

（7）哺乳期妇女不要服用避孕药。口服避孕药能使乳汁分泌减少，还能通过乳腺分泌到乳汁中，对婴儿产生不良影响。

（8）某些患者不能口服避孕药。患有肝炎、肾炎、血栓性静脉炎、癌症、乳房肿块、甲状腺功能亢进、心脏病、糖尿病和高血压等疾病的育龄妇女，应禁用口服避孕药。

（9）停药6个月以上方可怀孕。如果想生育而停服避孕药者，应在停药后立即采取其他避孕措施达6个月以上。

（10）更换避孕药须知。如口服1种避孕药时，必须服完1个月经周期才可调换其他口服避孕药，或改用其他方法避孕，否则可造成避孕失败和月经紊乱。

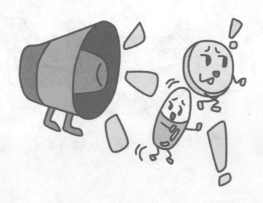

如何正确使用阴道隔膜进行避孕

阴道隔膜俗称"子宫帽"，是一种女用外用避孕工具。阴道隔膜为圆形、周边滚有细金属弹簧圈的乳胶制品，依其弹簧圈外直径的毫米数，分为50、55、60、65、70、75及80号等，常用的有65、70、75号三种。

选配阴道隔膜必须到医院请妇科医生检查，根据阴道的长短、松紧，选配大小合适的阴道隔膜。同时要在医生的指导下，学会放入、取出和检查阴道隔膜的方法，然后才可以自己使用。

使用前先检查一下阴道隔膜有无破损，洗净双手，将隔膜的凹凸两面及边缘涂上避孕药膏，然后取半卧、半坐或半蹲位，两腿分开，一手分开大阴唇，另一手的拇指和中指将阴道隔膜捏成椭圆形，凹面指向宫颈，沿阴道后壁向后上方送入，直达后穹隆顶端，再向前上方移动，使阴道隔膜将子宫颈全部盖住。盖好后方可性交。

性交后8～12个小时，方可取出阴道隔膜，但取出时间也不应超过24小时，以免刺激阴道。

取出的方法是：将右手手指伸入阴道，钩住阴道隔膜的前缘，慢慢向外拉出。取出后，用清水或肥皂水洗净、擦干，撒上滑石粉或爽身粉，保存备用。

阴道隔膜避孕法对人体内分泌系统没有影响，对健康无害，不影响双方性快感，避孕成功率可达95%以上，是一种安全、经济但略欠方便的避孕方法。新婚女子的阴道较紧，蜜月期间不太适合用此法避孕，但经过一段时间性生活后，可选用此法避孕。

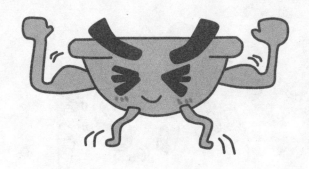

为什么体外排精避孕法不可取

体外排精避孕法，是指男子在射精前将阴茎从阴道里抽出，让精液排在体外，使精子不能与卵子相遇而达到避孕的目的。

然而，体外排精的避孕方法极不可靠，失败率高达60%以上。其原因是：第一，男子在射精动作发生之前，随着性兴奋不断增强，积存在输精管内的少量精子会随着输精管的收缩，通过生殖道内的分泌液而溢出，溢出液中的精子在性交中进入女方的生殖道，就可能授精。第二，在性交活动中，射精是男子性高潮的标志，在极度的性兴奋中，男子往往很难控制住自己、把握准确的时机、及时地把阴茎从阴道中抽出，导致避孕失败。

另一方面，长期采用体外排精法避孕，危害非常大。有可能造成性功能障碍，以及不育症等病症。本来，性活动是男女生理、精神上的高度享受，而长期采用体外排精的办法，一方面使男女双方都背上沉重的思想负担，引发神经衰弱，出现头昏，失眠、疲劳、喜怒无常等症状，另一方面使阴茎的正常勃起受到某种程度的影响，诱发勃起功能障碍和早泄的发生。

因此，为了夫妻性生活的和谐，还是不采用体外排精法避孕为好。

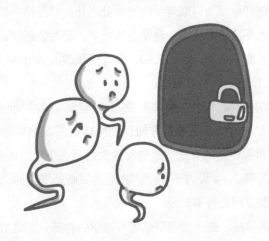

生育后常用的避孕方法有哪些

（1）子宫内放节育环。避孕原理为通过防止受精卵在子宫内着床而避孕，成功率为95%以上。该方法的优点是不良反应少，可以放置很长时间，甚至到绝经时再取出。但须注意上环后的3个月内环容易脱离正常位置，所以要常去做X光检查，以免环离开正常位置而带环受孕。此外，有妇科炎症、月经过多或不规则及生殖道肿瘤者不宜带环。另外，上环妇女应注意补充富含铁质的食物。

（2）女用长效口服避孕药。长效口服避孕药服药1次可以避孕1个月，成功率达98%以上。不少妇女连续服药5年左右，对身体健康无影响。该方法的优点是每月服用一次，简单、方便。但少数妇女服用后有类早孕反应、月经量少（或闭经），以及白带增多等，可请医生对症处理。

（3）女用长效避孕针。目前有1号和复方甲地孕酮避孕针，应于月经第5天肌内注射2支；或是月经第5天肌内注射1支，第12天再肌内注射1支。以后每个月的月经第 10 到 12 天注射 1 支即可。如果注射后未来月经，相隔 28 天注射一次。女用长效避孕针的避孕效果好，使用很方便，不良反应为注射后 10 小时左右出现恶心、头晕、胃部不适等感觉。轻者可以不予处理，经过一段时间即可自然消失。还有一些人可能出现月经不调，如月经过多、过少，经期延长或是闭经。一般对症治疗即可。如果连续几个月不来月经，应停药到医院检查。

（4）皮下埋植药物。通常将避孕药埋于上臂内侧皮下，有效期 5 年，5 年后可方便取出。药物剂量仅为口服避孕药的百分之几，对身体一般无大影响，埋植处既不显眼，也无不适感。优点：避孕方法简单、易行，避孕成功率为 99.9%。但该方法不是所有人都适用，新婚夫妇，患有糖尿病、高血压，以及有血栓栓塞及体重超过 70 公斤的妇女不宜采用。

（5）安全期避孕法。避孕原理是避开排卵受孕时间而避孕，成功率为 70%~80%。该方法的优点是非常方便且性生活时不影响性感受。但应注意它只适于月经周期非常规则的女性，这些女性大约是在下次月经前的 14~16 天排卵，在此日期前后的 2~4 天内不安全，其他日期则是安全的。安全期避孕法最好偶尔使用，长期使用会很不安全。

（6）避孕套避孕法。避孕套避孕是男方避孕的首选，尤其对正在哺乳期的妻子更加合适。

（7）绝育手术法。包括女性输卵管结扎和男性输精管结扎。即将两侧输卵管或输精管扎起来或剪断，阻断卵子进入输卵管，或阻断精子进入输精管。成功的绝育手术，其避孕率为 100%。适用对象：夫妻双方已有足够之子女数，不想再生育者可采此永久性的避孕法。

应注意的是，哺乳期月经暂时停止，有一定的避孕作用，但这种避孕作用不是百分之百有效的，有人先排卵，在月经未恢复前就已经怀孕了，因此产后及哺乳期第一次恢复性生活时就应该采取避孕措施，选择避孕的方法最好是宫内上环、避孕套等。

避孕失败后如何补救

如果在应避孕的情况下却在性生活时未采取任何防护措施，或采用方法失败，如使用避孕套方法不当，避孕套破裂、滑脱，漏服药或宫内节育器脱落等，可以采取一些紧急避孕的方法作为补救，以免怀孕。常用的方法有以下几种。

（1）口服毓婷。在房事后 72 小时内服第 1 片，隔 12 小时后服第二片。总量为 2 片。服药后不得再有无保护性同房。

（2）口服 53 号探亲片。房事后即服 1 片，次晨加服 1 片，以后每天 1 片，连服 3 天，然后隔日 1 片服 4 次，共服 8~10 片。

（3）房事后 5 天内放置带酮活性类宫内节育器。这是一种高度有效的方法，特别适用于不宜服用上述药物的妇女或计划继续使用宫内节育器作为长期避孕方法的妇女，并且对以后的性生活均有保护作用。

要做好紧急避孕，还需注意以下几点：一是要有时间观念。已有研究资料表明，服药越早效果越好，不要延误时机，药物避孕不能超过 72 小时，尤其是正当排卵期同房，更应尽早服药。二是紧急避孕是一种临时性补救措施，而且必须按指导在规定时期内服用，它不能替代常规避孕方法，原因是它的效果不如常规避孕效果好，且由于药量较大，如果在每次房事后重复使用，长期将会对身体健康有影响。此外，紧急避孕药对月经周期有一定改变，可能提早或延迟，多次重复服用紧急避孕药，则会导致月经紊乱、出血或点滴出血延长，给妇女生活、工作带来不便。

如果紧急补救措施也失败了，就要考虑尽早终止怀孕，即：
（1）药物流产。停经 49 天内，40 岁以下的健康妇女可用米非司酮与前列腺素配合使用。
（2）70 天内可行人工流产术。

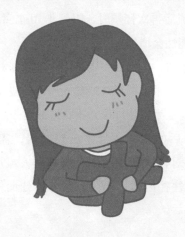

人工流产有哪些危害

人工流产是在怀孕 24 周以前，采用人工方法，把已经发育但还没有成熟的胚胎和胎盘从子宫里取出来，达到结束妊娠的目的。

人工流产是避孕失败后一种迫不得已的补救措施。一般来讲，偶尔做一两次人工流产对妇女的身体健康并没有什么不良影响，特别是早期妊娠，经负压吸引流产后可以很快恢复健康。做人工流产最适宜的时间在妊娠 10 周以内，因为人工流产手术越早越简单、越安全；反之，手术就复杂，手术后康复时间也就慢。

反复多次人流对妇女的身体损害是很大的。人工流产术常见的危险除手术过程中可能发生子宫穿孔、大出血、人流综合征等意外并发症外，术后仍有发生以下并发症的危险。

（1）感染。以急性子宫内膜炎居多，也发生输卵管炎、盆腔结缔组织炎和腹膜炎。一旦患了输卵管炎，输卵管黏膜受损、管腔变窄，甚至管腔堵塞，便可因此而丧失生育能力或发生宫外孕。

（2）宫颈或宫腔粘连。表现为人流术后闭经或月经过多，周期性下腹痛，从而继发不孕。

（3）月经失调。少数妇女在人流术后出现月经不规则，经期延长，不能恢复每月一次的排卵功能，可引起不孕。

（4）子宫内膜异位症。表现为继发性痛经进行性加重，造成不孕。

（5）再次怀孕可能有不良后果。做过人流的孕妇发生产前、产后出血、早产、死胎、死产、产后感染等机会均明显高于没有做过人流的孕妇。此外，Rh 阴性血型妇女初孕人流后再次怀孕时，因母儿 Rh 血型不合造成流产、死胎、新生儿溶血而死亡的可能性会增加。

决定做人工流产术时，应提前 1 周避免性生活，术前 1 日要洗澡、更衣，同时应避免着凉和感冒。手术当天早晨禁食或只喝点糖开水。体温超过 37.5℃时应改日手术。手术时要与医生密切配合，不要过分紧张。

另外，人工流产后的妇女，身体比较虚弱，需要一段时间才能恢复正常，为预防人流手术对再次怀孕的不良影响，人流后再孕最好间隔 6 个月以上。如果怀孕过早，往往因体力不足、营养欠佳而使胎儿发育不良或造成自然流产。

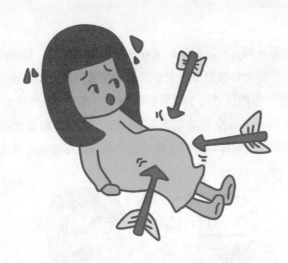

药物流产有哪些副作用

药物流产又称药流，在怀孕早期不用手术、只用打针或服药的方法就能达到人工流产。目前药物流产一般用于终止 8 周以内的妊娠，成功率已经达到 90%~95%。

实际上，药物流产与上述人工流产一样，都是人为干预妊娠的生理过程，在一定程度上会损害妇女的健康。

（1）感染。妇女服用抗孕药物后，子宫腔内的胚囊组织可在当天排出，有时妊娠组织物排出不全，子宫膜恢复欠佳，阴道出血时间较长，可持续 2~3 周，甚至 1~2 个月。长期慢性失血可引起贫血，使身体抵抗力下降。这时，细菌往往由阴道逆行，而引起子宫内膜炎症。

（2）不完全流产。有的妇女用药后因不完全流产，影响子宫收缩及子宫内膜创面的修复，使阴道流血量明显增多，超过平时月经量的 2~3 倍，严重者还可出现大出血，导致贫血、休克，此时需输血并紧急手术刮宫止血等。

（3）影响以后的正常怀孕。未婚妇女如反复怀孕、反复流产，可造成子宫内膜反复受损。由于子宫内膜有损伤，一旦她们需要正常怀孕，易发生前置胎盘，可引起产前大出血，也有些妇女由于多次人工流产而出现习惯性流产。

（4）月经失调。抗孕药物可以抑制卵巢的功能，影响卵泡的生长发育甚至排卵。个别妇女药物流产后，可发生月经失调，表现为月经周期缩短或延长，月经量增多。

　　药物流产只能有具有一定规模的医疗保健机构中使用，抗孕药物必须在医生的监护和指导下服用，切忌擅自在家中服药，如遇阴道流血不止，应及时去医院检查。此外，药物流产仅适用于健康早孕妇女，有下列并发症者禁用：① 心、肝、肾疾病患者及肾上腺皮质功能不全者；②有使用前列腺素药物禁忌证者，如：青光眼、哮喘、过敏体质等；③带节育环受孕和怀疑宫外孕者。

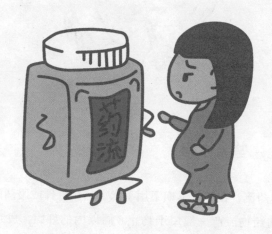

第四章

优生优育，打算要孩子的一定要看

如何科学选择受孕时机

每一对新婚夫妇，都希望在婚后能有幸福美满的家庭生活，将来能生一个发育良好、健康、聪明的孩子，这就需要选择最佳怀孕时间，也就是选母体内外环境最有利于优生的时机，尽量避免有害因素对胎儿发育的影响。

（1）最佳的生育年龄。由于孩子的智力、体质除了与遗传、教养、环境和营养有关外，与父母的生育年龄也有很大关系。我国有学者对302个家庭中的1150名子女进行调查，结果表明，智力和体质最好者，其父亲的生育年龄为28岁左右，母亲的生育年龄为25岁左右。所以，生育年龄在25～28岁是符合优生观点的。

（2）最佳受孕时间。最佳受孕时间，一般以六七月份为宜。因为受孕后的头几个月是瓜果、蔬菜最丰富的季节，而妊娠早期孕妇胃口不佳，丰富的瓜果、蔬菜可以使孕妇营养得到满足；到了妊娠中期，刚好是炎夏已过，秋高气爽，孕妇胃口好转，这时胎儿发育旺盛，对各种营养品的需求量增加，母体能够供给足够的蛋白质、糖、脂肪等；十月怀胎之后，已是第二年春暖花开季节，世间万物生机勃勃，此时分娩有利于新生儿的健康。

（3）最佳的生理、心理状态。有关专家认为，各种传染病和其他疾病的急性期和恢复期，均不宜受孕；工作过度疲劳、体力消耗较大、精神创伤或受刺激太大时，也不是受孕良机。医学专家还认为，新婚之后也不宜马上受孕，因为此时新郎、新娘为操办婚事而消耗巨大体力、精力，身体较疲劳，且新婚期间饮酒量多，吸烟也不少（包括被动吸烟），这些对精子、卵子的质量均有较大影响。因此，从生理、心理角度上看，必须选择男女双方身体健康、精力充沛、心情愉快、休息充分、营养丰富之时，作为最佳受孕时间。

（4）最佳的性生活。首先要掌握女性的排卵期，在排卵期前后这几天中过性生活比较容易受孕。在性交前丈夫要给予妻子充分的温柔爱抚，待妻子阴道湿润、阴道口有分泌液涌出、主动有交合的欲望时，再进行性交。充分的准备可使阴道内的酸性环境减弱，适合精子运动，容易使双方同步达到性高潮，使双方性感满意，处于最佳心理状态。射精后，妻子的臀部可适当垫高，保持平卧至少1小时，这样有利于保持精液的浓度，有益于受孕。

怎样判断是否怀孕

妇女怀孕早期，通常会出现以下症状。

（1）月经停止。如果月经一直很规律，一旦到期不来，超过10天以上，就应该考虑到怀孕的可能性，这是怀孕的最早信号，过期时间越长，怀孕的可能性就越大。

（2）早孕反应。停经以后孕妇可能会逐渐感到一些不太正常的现象，叫作早孕反应。最早出现的反应是怕冷，以后逐渐感到疲乏、嗜睡、头晕、食欲不振、挑食、喜欢吃酸食、怕闻油腻味、早起恶心甚至呕吐，严重时还有头晕、疲乏无力、倦怠等症状。

（3）尿频。由于怀孕后子宫逐渐增大，压迫膀胱，所以小便次数增多。但并没有尿路感染时出现的尿急和尿痛症状。

（4）乳房变化。可出现乳房发育，乳头增大，乳头、乳晕颜色加深，乳头周围出现些小结节，甚至乳房刺痛、胀痛，偶尔还可挤出少量乳汁。

（5）色素沉着。有的妇女怀孕后可表现为面部及腹中线有棕褐色色素沉着。

（6）基础体温升高。当出现上述某些症状时，可每天测定基础体温（指人体在较长时间的睡眠后醒来，尚未进行任何活动之前所测量到的体温），怀孕者基础体温往往升高。

以上所列举的一些表现，有的只是怀孕早期出现的一些症状。当怀疑自己怀孕时，可到药店购买"早孕试纸"进行自我检测，即可做出自我"诊断"。当然，一旦怀孕，还应到医院妇产科进一步检查，明确诊断后做好愉快度过孕期生活的准备。

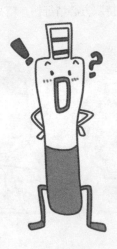

为了达到优生的目的，怀孕前应注意什么

　　每对新人都希望将来能生一个健康聪明的宝宝，也就是我们常说的"优生"，那么，新婚夫妇怎样做，才能达到优生的目的呢？

　　（1）优生意识必须在结婚前树立。近亲结婚不利于优生。我国婚姻法明确规定：直系血亲和三代以内的旁系血亲男女禁止结婚。所谓三代以内旁系血亲即指从祖父母或外祖父母同源而生的男、女，最常见的为表兄妹之间的婚配。近亲结婚的婚育后代极易获得相同的致病基因，因此患隐性遗传病的机会就大大增加。亲缘关系越近，后代发生遗传疾病的机会越多。

　　（2）重点考虑影响优生的遗传疾病。父母会把健康的基因传给后代，也能将致病的遗传基因传给后代。我国母婴保健法中申明，男女双方结婚生育，可致病残儿的遗传性病有如下几种：①婚配的男女双方中，任何一方患有严重常染色体显性遗传病。②婚配的男女双方中，两方都患有相同的严重常染色体隐性遗传病。③婚配的男女双方中，任何一方患有精神分裂症、躁狂抑郁症和其他精神病者。如果对以上遗传病不了解，可以到医院咨询妇产科医生。

　　（3）要注意选择怀孕的最佳时间。①年龄：女性生育年龄应不小于20周岁，不超过35周岁，年龄过小或过大都不利于优生，以24~29周岁为最佳生育年龄。②月份：一般认为5~7月份是理想的怀孕月份，这将使得整个妊娠期经历春、夏、秋三个主要季节，孕妇可以从新鲜的蔬果中吸收充足的营养，以保证胎儿需要的所有物质。③生育时间：阳春三月是春暖花开、万物复苏的季节，婴儿出生在这个季节有利于婴儿和孕妇的养息。④最佳受孕时机：孕前2~3周要多食含蛋白质（尤其是动物蛋白）丰富的食品，保持双方心情舒畅，精神愉快，严禁烟酒。

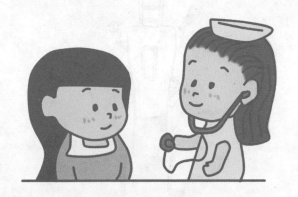

为了达到优生的目的，怀孕后要注意什么

（1）孕妇要忌烟酒。烟酒中的有害成分可通过胎盘感染胎儿，引起胎儿发育障碍、流产、早产、胎儿死亡、发育缺陷等。孕妇不仅自己不吸烟喝酒，还应该注意尽量避免周围有人吸烟，因为被动吸烟危害更大。

（2）孕妇不要乱吃药。任何药物都有其副作用，特别是某些药物对发育中的胎儿更为不利，如抗癌药可引起胎儿死亡，四环素类药物可使小儿牙齿变黄、骨骼发育受到障碍，链霉素、卡那霉素引起耳聋和肾脏毒害，磺胺引起黄疸，放射性碘易损害胎儿的甲状腺，激素类药会诱发畸形等。因此，孕妇要尽量少用药，最好不用药。

（3）孕妇得了感冒应注意胎儿是否受到影响。孕妇的免疫力较差，容易受到病原体的侵害，因而较容易得感冒。孕妇得了感冒后要注意：①轻度感冒，仅有喷嚏、流涕及轻度咳嗽，要注意充分休息。可用些感冒冲剂和感冒宁等中成药，一般能很快自愈。②出现高热、剧咳等情况，应去医院诊治。③高热持续 39℃超过 3 天以上，病后有条件者应去医院作产前诊断，了解胎儿是否受到影响。

（4）孕妇要有充足的营养。民间俗话说："母壮儿肥。"指的就是孕妇应加强营养。妊娠期间不仅胎儿需要供给足够的营养，以保证正常的发育，孕妇还要贮存足够的营养以保证母亲产后有充足的乳汁。注意多食肉、蛋、鱼、奶等高蛋白食物，以及豆类和水果、蔬菜类含维生素的食物。

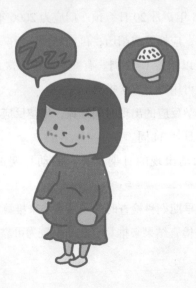

（5）孕妇要避免接触有毒物质和环境。孕妇经常接触农药、污染的环境、放射线等，轻者会影响胎儿正常的生长发育，重者会发生死胎或胎儿畸形。

（6）孕妇不可接触猫和狗。弓形体病是人和动物共患的疾病，猫、狗、羊等动物是主要的传染源。孕妇与其密切接触后，很容易染上此类病，并且可以通过孕妇胎盘传给胎儿。造成胎儿出生后出现小头畸形、小眼球、脑积水等疾病，重者可使胎儿死于宫内。

（7）妇女不宜经常使用日化品。染发剂、冷烫精含有致畸或影响胎儿发育的成分，口红中含有较多的羊毛脂，对胎儿及孕妇的健康都是不利的。

（8）孕妇睡觉要注意姿势。怀孕的中晚期，孕妇睡觉应采取侧卧位，尤其是左侧卧位，这种姿势既有利于孕妇，也有利于胎儿。

（9）孕妇应保持良好的情绪，避免激动和受刺激。

（10）怀孕头三个月和后两个月应禁止房事，以免引起流产和早产。

（11）发现异常情况，如阴道出血、腹痛、头晕、眼花、恶心、胸闷、呕吐等，应及时去医院就诊。

怎样估计预产期

推算方法是按末次月经第一日算起，月份减3，日数加7。例如末次月经第一日是阳历2005年7月20日，预产期应为2006年4月27日。如果仅记住阴历末次月经第一日，应换算成阳历，再推算预产期。必须指出，实际分娩日期与推算的预产期，可以相差1~2周。有些孕妇把末次月经忘记了，无法按末次月经来推算预产期，可用以下方法推算。

（1）根据早孕反应的出现时间推算，早孕反应在闭经6周左右出现。预产期是出现早孕反应日加34周。

（2）根据胎动出现的日期推算。胎动日期加上20周，可大致推算出预产期。

（3）按怀孕早期妇科检查时的子宫大小来推算。

（4）按B超检查结果来推算，此结果较为可靠。

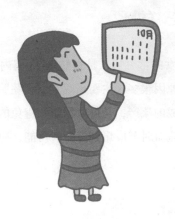

孕期定期检查的程序是什么

怀孕期间，定期到正规医院做检查是保证优生的重要措施之一。通过定期孕检，可以了解孕妇身体状况和胎儿的生长发育状况，筛检与遗传有关的疾病，发现异常情况后可及时采取补救措施。

一般来讲，为了及早确诊妊娠，并及时进行孕期保健，孕期检查应从早孕开始，即3个月以内，而且越早越好。在整个妊娠过程中，进行孕期检查的具体时间是：孕12周以内检查一次，以及时识别早孕症状，及早开始保健；孕中期（孕13~28周）每月检查一次，以及时筛查高危妊娠因素，发现有高危因素应酌情增加检查次数，并给予必要的纠正治疗；孕晚期（孕29~36周）每半月检查一次，以及时发现影响正常分娩的各种因素及妊娠期并发症、合并症；孕36周以后至足月妊娠时，每周检查一次，以密切观察孕妇和胎儿的情况，以便更好地为接生做好准备。但如果妊娠过程正常且路途不便者，可酌情减少检查次数。如有异常发现应随时去医院检查。

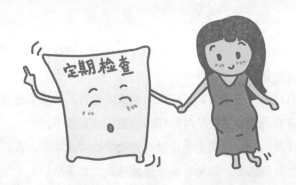

发生流产症状怎样处理

流产是生育年龄妇女的常见病，是指妊娠 28 周内，由于某种原因而发生妊娠终止的现象。流产的原因很多，主要是两方面：胚胎的异常，母体的原因。如果不是胚胎发育异常造成的流产，是可以预防和避免的。

怀孕妇女遇有阴道流血时都应想到有流产可能，应去医院检查。根据不同情况进行不同处理。

1. 出现流产症状怎么办

（1）仅有少量阴道流血或伴有轻度腰酸者多为先兆流产，经安胎药和卧床休息胎儿多数能保住。

（2）阴道流血超过 7 天或流血量多于月经者常难以保住。若伴下腹阵痛或羊水流出则流产难免；若大量出血则必是流产不全。这两种情况均应行刮宫术。

（3）胚胎物排出，出血和下腹痛缓解，经医生检查证实为完全性流产者，可免刮宫，不需特别处理。

（4）检查证明宫内胚胎已死亡而迟迟不排出超过 3 周以上者，可影响凝血功能而致流产时大出血，应先去医院用药物做好防大出血准备后再行刮宫。

（5）连续三次自然流产（即习惯性流产）者再次怀孕前应尽量先查清致流产的原因（如染色体异常、自身免疫疾病、母儿血型不合，以及子宫颈内口过松等），针对病因治疗，方能正常怀孕分娩。

2. 为预防和避免流产，应注意以下几点

（1）急性传染病须待痊愈后一段时间方可怀孕。慢性病患者则应治疗到病情稳定并经专科医生认可后才能怀孕。

（2）对于有过流产史的夫妇，应及时到医院检查，查清引起流产的原因，无论是夫妇哪一方有问题，都应及时治疗，治愈后再要孩子。

（3）已经怀孕的妇女，要避免接触有害化学物质，如苯、汞、放射线等。怀孕早期应少到公共场所去，避免病毒及细菌感染。如果孕妇患了病，要及时在医

生的指导下服药治疗，不可自己随意用药。

（4）早孕期（孕12周内）除注意饮食卫生和避免过分劳累外，孕妇应避免负重，避免撞击；避免远游；还要避免过分紧张，保持情绪稳定，以利安胎。怀孕前三个月和后三个月尽量减少性生活。

如果医学检查发现胎儿发育异常，医生认为应做刮宫术时，不宜拖延，以免延误时机而造成失血过多（甚至休克、死亡）或形成影响今后生育的内生殖器炎症，须知大多数流产掉的胚胎一般都是有先天缺陷的，属于自然淘汰之列，切不可因小失大，危及孕妇健康。

生男生女是由什么决定的

在我国农村地区，尤其是在一些上了年纪又文化水平不高的人们中间，仍有"重男轻女"的封建思想存在，而且往往把不生男孩的"罪责"强加给妇女，有的甚至闹出家庭悲剧。那么，生男生女到底是由哪方决定的？

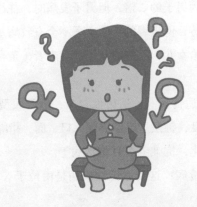

生男生女并不是由女方决定的，而主要由男方的性染色体决定。性染色体，也就是决定性别的染色体。人类的普通细胞中有23对（46条）染色体，其中1对为性染色体，22对为常染色体。性染色体是决定性别的。女性的性染色体为XX，男性的性染色体为XY。人类的生殖细胞（女性卵子和男性精子）只有23条染色体，因此，女性只能产生一种具有性染色体X的卵子，男性却能产生两种精子，一种具有性染色体X的精子，另一种具有性染色体Y的精子。当卵子和精子结合以后，如果卵子和含有性染色体X的精子结合，受精卵就是XX型，发育成女胎。如果卵子和含有性染色体 Y 的精子结合，受精卵就是 XY 型，发育成男胎。根据上面所分析的理由，证明生男生女是与性染色体有关的，如果精子 Y 不参加受孕，就生不出男孩来，所以不生男孩不要责怪女方，当然也不必责怪男方。卵子与两种精子的结合的机会是均等的，不以人们的意志为转移，这样才能维持人类男女比例的大体平衡，这也是一种自然界的生态平衡，如果通过非法胎儿性别鉴定和非法选择人工流产，就会打破这种平衡，必将造成严重的社会问题。

哪些遗传病与性别有关，需要在胎儿时期做性别鉴定

有些遗传病是与后代性别有关的，叫作伴性遗传病，分为 X 伴性遗传病和 Y 伴性遗传病两大类。

（1）X 伴性显性遗传病：本病是由位于 X 染色体上的显性致病基因所引起的疾病。其特点是：

①女子的发病率约为男子的 2 倍，但男子发病时，往往重于女子。

②可以连续几代遗传，但患者的正常女子不会有致病基因再传给后代。

③男患者将此病传给女儿，不传给儿子，女患者（杂合体）将此病传给半数的儿子和女儿。

常见的 X 伴性显性遗传病有：遗传性肾炎，假肥大型肌营养不良症，深褐色齿、牙珐琅质发育不良，钟摆型眼球震颤，口、面、指综合征，脂肪瘤，脊髓空洞症，棘状毛囊角质化，抗维生素 D 佝偻病等。

（2）X 伴性隐性遗传病：这类遗传性疾病是由位于 X 染色体上的隐性致病基因引起的，特点是：

①患病的男子远多于女子，甚至在有些病中很难发现女患者。

②患病的男子与正常的女子结婚，一般不会再生有此病的子女，但女儿都是致病基因的携带者；患病的男子若与一个致病基因携带者女子结婚，可生出半数患有此病的儿子或女儿；患病的女子与正常的男子结婚，所生儿子全有病，女儿为致病基因携带者。

③患病女子在近亲结婚的后代中比非近亲结婚的后代中要多。

常见的 X 伴性隐性遗传病有血友病，葡萄糖 6- 磷酸脱氢酶缺乏症，无汗性外

胚叶发育不良症，色盲，家族性遗传性视神经萎缩，眼白化病，无眼畸形，先天性夜盲症，血管瘤病，致死性肉芽肿，睾丸女性化综合征，先天性丙种球蛋白缺乏症，水脑，眼－脑－肾综合征等。据统计现在已发现这类遗传性疾病达200多种。

（3）Y伴性遗传病：这类遗传病的致病基因位于Y染色体上，由父传子，子传孙，如此世代相传。因此，被称为"全男性遗传"。到目前为止，仅发现Y伴性遗传病十余种，如蹼趾、长毛耳。

可见，伴性遗传病的遗传是有规律可循的。为了避免病儿出生，一方患有伴性遗传病的夫妇婚后想要孩子，应在医生指导下慎重选择胎儿的性别，以避免新的遗传病儿出生。

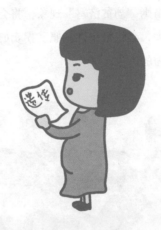

为什么要严厉打击"两非"

"两非"是指非医学需要的胎儿性别鉴定和非医学需要的选择性别人工终止妊娠。"两非"是严重违反《母婴保健法》《人口与计划生育法》的行为，必须严厉打击，依法惩处。

受重男轻女封建思想的影响，有些胎儿父母为了要生个男孩，与医院、诊所私下交易，利用超声技术和其他技术手段对胎儿的性别进行鉴定，或者进行选择性别的人工终止妊娠，这不仅对做人工流产的妇女造成了严重的身心伤害，还造成了中国目前的新生儿"男多女少"——男女比例约为1.19：1，严重偏离了（1.02～1.07）：1的正常值。

由于出生性别比严重偏高，由此将导致严重的婚姻挤压问题，这直接影响经济发展和社会稳定，影响人民群众小康生活的质量。

（1）不利于女孩的健康成长。由于父母重男轻女，必然使一些女孩得不到平等的父爱、母爱和亲情，生活在低人一等的阴影中，从而使她们的性格变得内向、孤僻和郁郁寡欢，严重影响孩子以后的人生道路。

（2）不利于建立良好的婚姻家庭关系。家庭部分成员中存在重男轻女思想，势必会造成老一辈和年轻父母甚至年轻夫妻之间的冲突和矛盾，影响家庭成员之间的亲情关系，有的甚至造成家庭破裂。

（3）不利于社会稳定。出生人口性别比失调除了造成最直接、最明显的婚姻问题外，还将造成诸如对离婚人口比例的影响、单亲家庭增多，以及由于婚姻市场的挤压、竞争造成婚姻"劫贫济富"现象，将会导致贫困地区的"光棍村"越来越多。单身族的壮大，必将带来性犯罪、拐卖妇女等案件的发生，以及一些有悖于公民道德规范行为的产生。

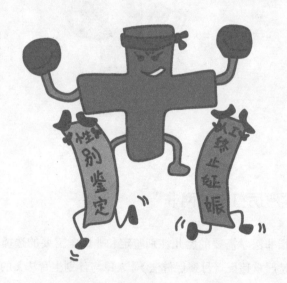

乙肝患者结婚生育应注意哪些问题

如果在婚检或其他检查中查出自己或配偶是乙肝病毒携带者，不应惊慌失措甚至采取过激行为。我国是乙肝大国，病毒携带率很高，全国乙肝病毒携带者约为 1.3 亿人。乙肝病毒携带者和经过治疗病情长期平稳者，可以结婚生育。实际上，绝大多数的乙肝患者是慢性乙肝病毒携带者，他们的身体没有任何不适，可以正常地生活和学习，检查肝功也完全正常，这些携带者化验检查只有乙肝病毒指标为阳性（"大三阳""小三阳"等），完全可以结婚生育。不过怀孕期间须注意：

（1）如果女方是乙肝，又是"大三阳"患者，在怀孕的第7、8、9月份，要分别注射一只高效价乙肝免疫球蛋白，以阻止孕妇宫内传播乙肝病毒给胎儿；待宝宝出生后，立即先注射一只高效价乙肝免疫球蛋白，过一周后，再按第0、1、6个月免疫程序（出生后打第1针乙肝疫苗，1个月后打第2针乙肝疫苗，6个月后打第3针乙肝疫苗）。

（2）如果女方为乙肝"小三阳"或者男方是乙肝患者，宝宝出生后，立刻按"0、1、6方案"进行乙肝疫苗接种。这样做，可以使95%以上的新生儿免受上一代乙肝父母的垂直传播，获得一个健康的身体。

（3）如果乙肝患者原先病情发作，身体不适，经过正规医院的正规治疗，获得临床治愈，病情稳定一年以上时间，身体没有任何不适，肝功始终正常，这时也可以结婚生育，宝宝一旦出生，必须及时按照"0、1、6月方案"接种乙肝疫苗。另外，在新生儿出生满2个月、满7个月时，还要抽血查"两对半"和乙肝病毒DNA，了解宝宝的免疫是否成功。

（4）乙肝患者的配偶需要积极防护。男女双方如果一方为乙肝表面抗原携带者，那么婚前双方最好要查e抗原及e抗体，如果携带者e抗原阳性（"大三阳"），说明传染性强，健康一方更有必要做乙肝血清病原学（"两对半"）检查，如果乙肝表面抗体为阳性，其他都是阴性，表明已对乙肝病毒产生免疫力，不易受感染，可以不用打疫苗；如果乙肝"两对半"检查，各项指标均为阴性，表明未受过乙肝病毒感染，对乙肝病毒缺乏免疫力，此时健康一方需按"0、1、6"方案注射乙肝疫苗，待产生表面抗体后再结婚。

（5）如果乙肝患者的对象检查结果为核心抗体和（或）e抗体阳性，说明以往感染过乙肝病毒，现在已经没事了，可以打疫苗，促使体内产生乙肝表面抗体。如果携带者e抗体为阳性（"小三阳"），表明病毒复制已减弱，传染性下降，或是e抗原的变异型，健康一方也应在医师的指导下，注射乙肝疫苗后结婚为好。注射乙肝疫苗后，一般可维持3~5年以上的免疫力，可在3年或5年后再重复接种，相当一部分人接种一次乙肝疫苗可以终身受益。

（6）乙肝母婴传播可能性比较高，母亲e抗原阳性转氨酶一直正常，可以结婚，对方必须先打疫苗。家属都算高危人群，目前强调家里有一个乙肝患者，全家都应该打疫苗，全家都是高危人群，包括结婚必须打疫苗才能结婚。男女都是要停药半年以后再要小孩。

（7）产后需要哺乳时，也应根据自身状况，听取医生意见后方做决定。

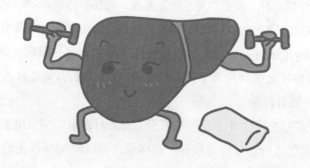

男性不育可由哪些原因造成

男子不育症，指男女双方同居一年以上，未采取任何避孕措施而未能使女方受孕。可分为原发性不育症和继发性不育症，原发性男子不育是指一个男子从未使一个女子受孕。继发性男子不育是指一个男子曾经使一个女子受孕而现在又同居一年未能使女方怀孕。一般来说，男子继发不育较原发不育恢复生育能力的概率大。

人类生殖的条件之一是男子能将足够数量的健康精子适时射入女性阴道中，上述过程受到干扰便可引起不育。引起不育的主要原因如下：

（1）生精障碍。常见于：①睾丸发育不良、生精功能障碍或性器官分化、发育异常的性染色体疾病或常染色体遗传病。②未及时治疗的双侧隐睾。③睾丸疾病如结核、肿瘤、腮腺炎并发睾丸炎，以及精索静脉曲张引起睾丸生精功能障碍。④全身慢性疾病、内分泌功能失调如脑垂体功能减退、先天性肾上腺皮质增生、甲状腺功能低下等，均可通过干扰下丘脑－垂体－性腺轴的功能而抑制生精。⑤环境因素如接触放射线、高温作业；不良嗜好包括吸烟、酗酒以及服用某些药物均可损伤生精上皮。以上原因均可引起生精障碍，导致无精子或少精子症，精子活动力差及畸形率增加。精子计数 <2000 万／毫升，死精子 >20%～25% 或畸形率 >30%，则严重影响受孕乃至造成不育。

（2）输精、射精障碍。睾丸的生精功能正常，但由于各种原因阻碍精子正常地进入女方阴道而造成不育。常见于：①附睾管、输精管、射精管及尿道任何部位因畸形、炎症引起闭锁或梗阻时，均可影响精子排出。②逆行射精，射出的精液经后尿道进入膀胱而不能进入女方阴道。上述情况表现为无精子或少精子症，合并炎症时还可影响精液液化及精子活动力弱。③阴茎过小、缺如或尿道下裂等生殖道畸形造成性交不能，或由于阴茎炎症、损伤及阴囊水肿等妨碍正常性交或引起射精异常。④紧张、恐惧、焦虑等精神因素或不良习惯均可引起性功能障碍而影响受孕。

男性不育是一个复杂而较难解决的问题，病因多种多样，病情又千差万别，但不应持悲观态度。在诊断时首先要找到不育的原因，然后根据病因采取不同的治疗方法，切忌"病急乱投医"，盲目治疗。对治疗效果，医患双方均不可操之过急，因为人的生精周期，也就是从初级精母细胞到发育成熟的具有授精能力的精子为72～80天，一般说来精液质量要在治疗后的3～9个月才有明显改善。改善生精功能的药物至少应维持1年以上。

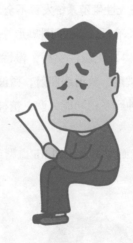

女性不孕可由哪些原因造成

（1）阴道疾病：①因阴道闭锁或阴道中隔等先天因素引起性交障碍或困难，从而影响精子进入女性生殖道。②因霉菌、滴虫、淋球菌、支原体、衣原体等感染造成阴道炎症改变了阴道生化环境，降低精子活力和生存能力，从而影响受孕。

（2）宫颈病变：①宫颈管先天性异常、闭锁或狭窄、息肉、糜烂、肿瘤、粘连等均可影响精子通过；②宫颈黏液中存在抗精子抗体，不利于精子穿透宫颈管或完全使精子失去活动能力。

（3）子宫因素：①先天性无子宫、幼稚型子宫及无宫腔实性子宫等发育不良或畸形都会影响女性生育能力。②子宫肌瘤、子宫内膜异位症、子宫内膜炎症、宫腔粘连都是造成不孕的原因。

（4）输卵管因素：输卵管过长或狭窄，输卵管炎症引起管腔闭塞、积水或粘连，均会妨碍精子、卵子或受精卵的运行。输卵管疾病可占女性不孕的25%，是不孕的重要原因。

（5）卵巢因素：卵巢发育不全、黄体功能不全、卵巢早衰、多囊性卵巢综合征、卵巢肿瘤等影响卵泡发育或卵子排出的因素都会造成不孕。

（6）内分泌因素：①下丘脑－垂体－卵巢轴三者之间的调节不完善，表现为无排卵月经，闭经或黄体功能失调，这些都是不孕症的可能原因。②甲状腺功能亢进或低下，肾上腺皮质功能亢进或低下也能影响卵巢功能并阻碍排卵。

（7）先天性因素：严重的先天性生殖系统发育不全，这类患者常伴有原发性闭经。性染色体异常，例如特纳氏综合征，真假两性畸形等，均易造成习惯性流产等。

（8）全身性因素：营养障碍，代谢性疾病，慢性消耗性疾病，单纯性肥胖等。服用生棉籽油，有毒化学试剂，放射线照射，微波等物理因素。

（9）精神神经因素：自主神经系统功能失调，精神病，环境性闭经，神经性厌食，假孕等。

（10）其他：免疫性不孕，血型不合（如 Rh 血型或 ABO 溶血造成的习惯性流产或死胎）等。

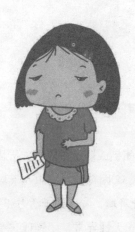

第五章

婚后保健，
性生活出了
问题怎么办

男性生殖器官有哪些常见的先天性疾病

（1）尿道下裂：是常见的先天性畸形，主要有三种类型。

阴茎型	尿道口位于阴茎腹侧冠状沟或阴茎与阴囊之间，阴茎有严重畸形，短而平，向下弯曲，甚至与阴囊缝连接。尿道口细小或狭窄，阴茎下弯。患者须坐位排尿。该种类型典型的表现是分裂阴囊形似女性的阴唇，阴茎看似阴蒂，并伴有睾丸发育不全或下降不全
阴茎头型	此型最常见，尿道口位于包皮系带部，阴茎头扁平，向腹侧弯曲，腹侧无包皮，背侧为头巾样的包皮覆盖。常见症状为尿道口狭窄，排尿困难，或排尿时方向不正常
会阴型	发育不全的阴茎为头巾样包皮和分裂的阴囊所遮盖，阴茎高度弯曲，外生殖器形似女性，阴囊内睾丸可有可无。严重的病例实际上成为假两性畸形

（2）尿道上裂：常见的有阴茎型、阴茎头型和全部型。三种类型的尿道上裂，均可导致阴茎短小，向上弯曲，常影响性交而无生殖功能。

阴茎型	尿道口位于阴茎体根部的背侧，自尿道口至阴茎尖端有一深沟，为黏膜所覆盖，阴茎较小，包皮悬垂在阴茎的腹侧
阴茎头型	极为少见，尿道口位于阴茎头或冠状沟部，自尿道口至阴茎头尖部有一沟，阴茎头呈扁平状，阴茎体较短，包皮在背侧分裂
全部型	尿道完全缺口，膀胱直接向外开口，尿道口形如漏斗，位在耻骨联合部，耻骨常分离，膀胱括约肌发育也反常，故有尿失禁现象

（3）包皮过长：阴茎外层包绕一层皮肤，薄而柔软，富于伸展性，皮肤至阴茎颈部向前，形成包绕阴茎头的环形皱襞，称为阴茎包皮。有些人包皮很长，经常遮盖龟头，但包皮虽长，可以上翻至冠状沟处。包皮过长的人应特别注意个人卫生，经常翻开包皮清洗，如无炎症发生可不必手术；如经常发炎，包皮内层与龟头有粘连，影响正常性生活，可以施行包皮环切手术。

（4）包茎：包皮口细小，包皮不能上翻至冠状沟处。有的包皮口细如针尖，可使尿液潴留，并常因包皮垢积累而导致感染，发生阴茎头包皮炎和包皮结石。长期慢性刺激可诱发阴茎癌。包皮口细小，勉强上翻后不能复位，致包皮肿胀，称为包茎嵌顿。包茎和包茎嵌顿，都需要手术治疗。

（5）睾丸异常：睾丸异常有三种类型，即并睾、多睾和无睾。并睾即两侧睾丸融合在一起，多睾即拥有两个以上睾丸，无睾即腹腔内和阴囊都没有睾丸，这是临床非常少见的先天性畸形。

（6）隐睾：一般情况下，新生儿期睾丸即会降在阴囊内，也有 1% ~ 7% 的人在出生时睾丸未降，但多在生后一周内下降，也有极少数人是在青春期性激素增加时下降。如青春期睾丸仍未下降，此后下降的可能性也就没有了，这种情况称为隐睾。

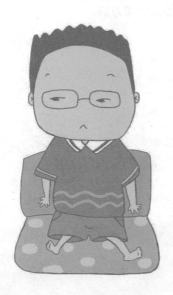

男性生殖器官有哪些常见的感染性疾病

（1）阴茎头包皮炎：包茎和包皮过长是该病的诱因，急性发作时可见阴茎头、包皮的黏膜红肿，可有浅表溃疡发生，有白色分泌物渗出，有臭味，局部微疼而奇痒。

（2）尿道炎：非特异性感染的尿道炎可见尿道外口红肿，边缘外翻，尿道口常被浆液性或脓性分泌物所黏合，易合并龟头包皮炎。

（3）前列腺炎：前列腺发炎时可出现尿痛、尿频、尿急及排尿不尽，滴滴沥沥，也可出现急性尿潴留和会阴部及直肠内沉重及剧痛，常伴有性功能障碍——性欲低下、早泄、遗精等。诊断主要依靠直肠指诊。

（4）精囊炎：精囊炎与前列腺炎的症状体征相似，其主要特征为血精。如果患者具有前列腺炎一系列体征和症状，而且发现血精时，则可诊断为精囊炎。

（5）附睾炎：比较常见。该病大多突然发生，附睾肿大、疼痛而发热，可继发鞘膜积液，伴有全身急性感染征象。查体时可发现肿大的附睾。

（6）睾丸炎：睾丸炎在临床上以附睾炎直接蔓延者多见，也称附睾——睾丸炎。临床上常见的还有腮腺炎并发的睾丸炎，腮腺炎并发的睾丸炎的后遗症为睾丸萎缩，丧失了产生精子的能力。发作期全身可呈脓毒症状，睾丸迅速肿大，变得柔软而敏感，阴囊红肿，疼如刀割。

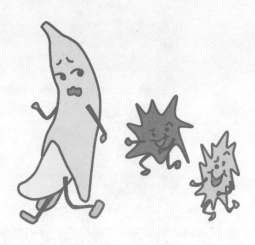

女性生殖器官有哪些常见的先天性疾病

（1）先天性无阴道。外观正常，于前庭尿道口之后可见陷窝痕迹，没有阴道，无月经，不能进行性交。

（2）处女膜闭锁，也称无孔处女膜。性成熟期，有定期下部胀痛而不见月经来潮，外阴检查时无阴道口，能看到突出的或紧张的处女膜，肛门检查可发现阴道膨大。

（3）阴道横膈。阴道上 1/3 段的横轴型膈膜，能引起性交阻碍、不孕或分娩受阻，应做放射状切开直至膈膜基底。

（4）阴道纵膈。在阴道内沿其纵轴有一膈膜，分完全与不完全两种，对性交和分娩多无影响，不全型纵膈有时会阻止胎头下降，故应及时处理。

（5）子宫发育异常。常见的有：先天性无子宫、双子宫、单角子宫、重复子宫、双角子宫以及纵隔子宫。经妇科检查或子宫输卵管造影能够确诊。

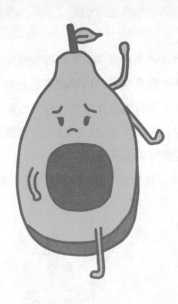

女性生殖器官有哪些常见的感染性疾病

（1）滴虫性阴道炎：白带增多，色淡黄或稍带绿，有泡沫，稀薄有臭味；外阴及阴道瘙痒、有烧灼或疼痛感。

（2）外阴炎：外阴炎常表现为外阴部痛、痒、分泌物较多，局部潮红、肿胀、有触疼。

（3）尿道外口炎：急性期常表现为尿道外口周围红肿，黏膜外翻，有脓性分泌物，有尿频、尿痛症状。慢性期因尿道黏膜受到长期刺激而增生，形成小瘤样突起，一个或多个，红色，常位于尿道后壁，触痛显著，称之为尿道肉阜。

（4）前庭大腺炎：常表现为局部红肿，疼痛显著，常有脓性分泌物，未及时治疗者可形成脓肿，腺管闭塞可形成前庭大腺囊肿。

（5）霉菌性阴道炎：白带增多，呈白色花瓣样；外阴及阴道奇痒。

（6）子宫颈炎：急性期阴道脓性分泌物多。慢性期白带增多，伴有腰酸、下坠感。慢性宫颈炎又可分为：子宫颈糜烂、子宫颈肥大、子宫颈息肉、子宫颈腺囊肿和子宫颈管炎五种。

（7）子宫内膜炎：子宫内膜炎可分为急性子宫内膜炎和慢性子宫内膜炎。

急性子宫内膜炎，多发生于分娩与流产之后，或由于消毒不严的子宫内手术之后，或由于异物及不清洁的性交所引起。表现为发烧、下腹痛，以及血性、脓性或坏死样分泌物。

慢性子宫内膜炎常表现为白带多，下腹部坠落感或后腰酸疼，月经量大，或有子宫出血。该病一般经过几次月经内膜剥脱后自愈。

（8）附件炎：附件炎可分为急性附件炎和慢性附件炎。

急性附件炎发作时常表现为发烧、腹痛，下腹肌紧张和压痛，同时还会有慢性炎症、流产后或月经后感染的病史。

慢性附件炎，多有急性病史，附件增厚、有压痛，有时可摸到附件粘连性包块。

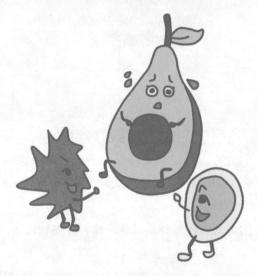

女性生殖器官有哪些常见的损伤性疾病

（1）阴道损伤：阴道损伤一般是由跌伤或粗暴性交所致，可发生阴道大量出血。

（2）子宫损伤：子宫损伤多发生于诊断性刮宫或人流手术时，能引起急性腹痛或出血、休克等。

（3）直肠阴道瘘：患者自觉有粪便或气体自阴道排出，肛查或阴道检查可以发现瘘口。

（4）膀胱阴道瘘：有不自主漏尿症状，仔细检查阴道可发现瘘口，无论是尿道单纯性瘘、尿道部分缺损、尿道全部缺损、膀胱括约肌缺损、膀胱单纯性瘘、膀胱复发性瘘、上尿路损伤以及混合性损伤，都以手术修补为主要治疗方法。

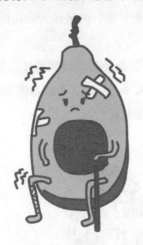

什么是早泄

早泄是男性性功能障碍中最常见的症状之一，也是常被一些人误解的问题之一。目前对早泄的定义是：性生活中，阴茎虽能勃起，但未插入阴道，或插入阴道不足一分钟，或在阴道内抽动不足十五次就射精，以致不能正常性交的即称为早泄。

> **早泄可分为：**
> ① 境遇性早泄，即在更换性伴侣或改变性交场合时，早泄状况有所改变。
> ② 真性早泄，即与不同的伴侣在不同的场合性交，均发生早泄，也称完全性早泄。
> ③ 原发性早泄，即从来没有获得过射精的良好控制，而身体其他方面均健康，这种情况多由器质性因素引起。
> ④ 继发性早泄，即曾有良好的射精控制能力，而后来发生早泄，这种情况常由精神因素引起。

因为性交时间的长短，与人的年龄、健康状况等个体差异有很大的关系，也牵涉各对夫妇性生活经验、性交频率等因素。如果能进行性交，只是由于男方性冲动较快，性交时间较短，不能满足女方一时的要求，这就不能算早泄。

性交时间没有一个具体的衡量标准，一般认为，在性生活后 2~6 分钟内射精，都属正常。

新婚后的初次性生活，由于缺乏经验，过度紧张、兴奋，加之阴茎十分敏感，在接触后很快射精，这也是常事。对此，不必恐惧和丧失信心，以后随着性生活次数增加，性交持续时间会逐渐延长。

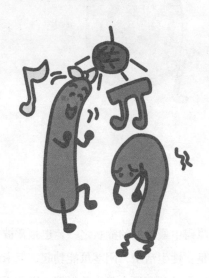

早泄发生的原因

发生早泄的原因是复杂的，不同的人有不同的原因。大多数是精神性（心理性）原因引起的，也有少数为器质性疾病引起的。

1. 精神性（心理性）早泄的原因

（1）婚前或婚外仓促性行为。婚前或婚外仓促性行为常在心情紧张下进行，所以力求快速射精（早泄）的条件反射一旦形成，即使婚后或婚内性生活也难以改变提早射精的习惯。

（2）性交次数过少。性交次数过少，导致性兴奋的阈值下降，所以一旦性交即会引起过分强烈的性兴奋而容易提早射精（早泄）。

（3）关系紧张。人际关系、家庭关系、夫妻关系不融洽，造成焦虑、紧张、畏惧等都会引起早泄。

（4）缺乏自信心。缺乏自尊、受到挫折、感到内疚、耻辱感、自卑感等抑郁心情也可造成早泄。

（5）缺乏性知识、性交技巧和经验等。

（6）手淫恶习。由于手淫时多害怕被人发现和耻笑，心情紧张，力求快速射精，逐渐养成早泄的习惯。

（7）疲劳过度。体力劳动或脑力劳动后感到疲劳，精力不足时进行性生活，也容易发生早泄。

2. 器质性早泄的原因

（1）身体素质的差异。早泄者的阴茎海绵体肌的反射比非早泄者快，原因可能由于血中睾酮含量高，使射精中枢兴奋性增高，阈值下降，射精中枢容易兴奋而过早射精。

（2）引起交感神经器质性损伤的疾病。某些疾病如盆腔骨折、前列腺肿大、动脉硬化、糖尿病等，直接影响性中枢的控制，对射精中枢控制能力下降而产生过早射精。

（3）生殖器官的疾病。阴茎包皮系带过短，妨碍充分勃起；前列腺、精阜等的炎症可导致慢性充血水肿，稍有性刺激即有性兴奋而很快射精。

（4）内分泌紊乱。如雄激素水平低下，雌激素偏高及比例失调，泌乳素升高等都可以引起早泄。

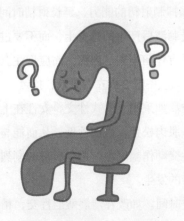

早泄的治疗与克服

要治疗和克服早泄，必须先从根本上查明早泄的原因，对于器质性早泄要彻底治疗导致早泄的原因。下面仅就精神性早泄的治疗与克服提供几点原则性意见供参考。

1. 男女双方共同参与原则

性是夫妻双方共同的事情，所以治疗与克服早泄要遵循性治疗的一般原则，即男女双方共同参加，尤其是女方要克服焦急、歧视、被动的态度，主动配合男方共同治疗与克服早泄。

2. 心理治疗原则

早泄有很大一部分都是精神心理性的，因此，要对患者心理加以分析，采取一定的方法，如暗示、转移或厌恶疗法等，矫正一些错误的性观念，消除患者的焦虑，进而达到初步治疗的效果。

3. 性行为疗法

（1）耐受性训练，也称挤捏法。是由马斯特斯和约翰逊在 1970 年提出的，即女方坐在男方两腿之间，面向男方头部，以右手不断对阴茎施加刺激，待男方感到射精迫近时，女方迅速把右手拇指放在阴茎的系带部位，食指与中指放在阴茎另一面，恰好分别位于冠状缘的上下方，挤捏压迫 4 秒钟，然后突然放松。如此反复进行。施加压力的方向是前后方向而非左右方向的，女方要用指头的指腹，避免用指甲捏或搔刮阴茎。这种耐受性训练可以缓解射精的紧迫感，若坚持锻炼 15～30 次，能明显加强抑制射精的能力，延长射精时间。当女方刺激时，男方的注意力要集中在阴茎受刺激后产生的感觉上，而不要过分注意什么时候会射精，一旦发生射精，也不要有任何不安、内疚，而应把注意力集中在高潮感受上。由女方承担抚摸刺激最有效。一般 2 周左右见效，持续 3～6 个月以巩固疗效。

（2）变换性交体位。如采用女上式性交，女性在上方做强烈的性器官摩擦，男方因处于被动地位，肌肉松弛，兴奋性低，从而能与女方同时达到高潮。也可采用侧位性交，侧位性交动作幅度小，避免臀部的剧烈运动，男方兴奋性的发展较慢，有助于延缓射精的发生。

（3）重新选择性交时间。如改在清晨醒后性交，精力充沛；先睡一觉然后性交，避免紧张；一次射精后，当晚再度同房，时间肯定延长；先手淫射精，不应期过后再性交等方法，都可以达到延长性交时间的作用。

（4）使用双层避孕套。这样可以降低阴茎与阴道壁之间的摩擦感，也可以降低刺激程度。

4. 物理疗法

（1）冷水敷睾丸法。同房前先用冷水洗涤睾丸，或用湿冷的毛巾包绕整个阴茎和阴囊，这样可以使睾丸的温度降低，血流减慢，紧张消除。男方就能从容地竭尽爱抚之能事，待到女方开始兴奋时，再徐缓地进入反应状态，也可抑制早泄。

（2）腰骶部超短波透热疗法、温水浴、矿泉浴等也可辅助治疗。

5. 药物疗法

药物疗法应在医生指导下使用。以下仅简单介绍几种药物疗法，以增强患者的治疗信心，切忌自己乱用药。

（1）系统脱敏法。使用肌肉松弛剂引起副交感神经兴奋，并降低交感神经兴奋性。使用时要根据性兴奋程度来掌握。这种疗法有一定疗效。如：性交前口服镇静剂、抗抑郁药、谷维素、普鲁苯辛等药物均可延长性交时间，原因是这些药物具有一定的镇静和安慰作用。另据报道，α肾上腺素 10~30 毫克/日，治疗早泄，也有一定疗效。

（2）龟头上涂抹麻醉剂，如 1% 达克罗宁油膏、1%~2% 盐酸丁卡因溶液等，同房前 5~10 分钟涂抹。但切忌只能涂龟头尖端，并不可多涂，以防降低射精反应，甚至能导致不射精，影响性功能。

6. 其他疗法

（1）夫妻暂时分居一段时间，有意识避免性刺激。

（2）同房时男方有意分散注意力，如性交时倒数数，想工作上的事情等，或缩短性交前的调情爱抚时间，来限制男子的兴奋性，这种方法虽然有时也可见效，但往往会破坏双方的亲密感。

（3）耻尾肌锻炼法，也叫中断排尿法。这种方法指的是在排尿时，先排出一部分，停顿一下，再排、再憋住，分几次才把尿排完。由于男性射精与排尿都经由同一尿道，所以，这两种生理现象涉及的肌肉有许多是相同的，因此，进行中断排尿的练习还是大有益处的。只要持之以恒，尤其在尿量多、尿急时效果更好。这种训练不分昼夜，只要排尿就可练习，大多数人可以行之有效。

（4）加强体育锻炼。尤其体质较差的早泄者应加强体育锻炼，提高全身的素质。

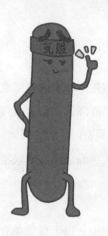

如何预防早泄的发生

（1）夫妻双方要正确地学习有关性的知识，了解男女之间性反应的生理性差异，消除误会，适当掌握必要的性技巧。

（2）克服过度手淫的不良习惯，做到房事有节，起居有常。

（3）偶然出现早泄，女方应给与安慰、谅解、关怀男方，温柔体贴地帮助男方克服恐惧、紧张、内疚心理，切忌埋怨、责怪男方。

（4）积极治疗可能引起早泄的各种器质性疾病，从根本上避免早泄的发生。

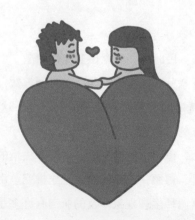

什么是阳痿

国人将阳痿具体解释为因阴茎不能勃起或勃起不坚，不能自行插入阴道，或在插入过程中疲软，使性交不能进行，符合这种情形才能叫作阳痿。

阳痿的发生率和年龄关系极大，随着年龄的增长，患病率也不断上升。一般年轻人发生阳痿由心理因素引起为主，预后较好。老年人则由于性衰老及合并躯体疾病，恢复较为困难。阳痿可分为原发性与继发性两类。前者系指在任何情况下均无法勃起，从未实施性交者。后者则指在非性行为时可有自发性勃起，如睡眠初醒、梦中或膀胱高度充盈时，或以往有过满意的性行为，后来才出现勃起障碍。原发性阳痿可由性欲低下和对性行为的焦虑的综合影响所致，而继发性阳痿常由于中老年的性欲减退，对配偶的兴趣丧失，焦虑、忧虑及其他器质性疾病所致。阳痿可由器质性病变造成，但大多数阳痿都是由心理因素造成的，如工作与心理压力过大、夫妻不和、忧愁恐惧、缺乏性知识、过度疲劳、身体衰弱、神经衰弱等。

需要注意的是，正常人的性生活也是呈波浪状的。也就是说，对性生活，有时候满意，有的时候不太满意，甚至不满意，这也是正常的，切不要把这种情况误当成了阳痿。另外，五十岁以后的男性阳痿发生率较高，这是由于年老所致，也是属于正常的生理现象。

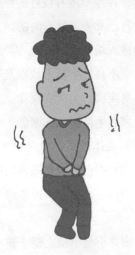

精神性阳痿发生的原因及其治疗方法

1. 精神性阴痿发生的原因

精神性阳痿，主要是精神因素或心理障碍引起。精神性阳痿一般可以归结为以下五个方面的原因。

（1）在性发育过程中受到的影响，如压抑的家庭教育，与父母感情上的冲突，家庭对性问题的消极态度，宗教信仰和封建意识的影响；儿童期性问题上的精神创伤，性别认同的错误，首次性生活的创伤或同性恋等。

（2）人与人之间关系的不协调所造成的影响，如对女性恐惧、对女方怀有敌意或不信任、性观念异常等。

（3）感情方面的原因，如焦虑、内疚、抑郁、害怕妊娠或染上性病，女方的拒绝等。

（4）认识方面的原因，性无知、轻信某些传说，强迫性的性活动，早泄、疲劳、性欲倒错、过度等。

（5）境遇性因素，经济性因素，工作紧张，心理创伤等。

2. 精神性阳痿的治疗方法

临床发现，以下方法对精神性阳痿有较好的疗效。

（1）追踪想象法：想象自己和妻子热恋时的情景，以及第一次做爱成功时的欢快的镜头，使自己轻松地进入角色。

（2）身心调节法：要改变不良的生活方式以及不良的心态。酗酒、过劳、不讲卫生、急躁等都易导致心身疾病；生活有规律、人际关系协调、淡泊名利的处事方式有助于身心健康，使家庭生活协调和谐。

（3）按摩放松法：按摩刺激体表某些特定的部位可以调节内脏的活动功能；缓和、轻微的连续刺激，有抑制中枢神经和兴奋周围神经的作用；急速、较重且短促的刺激可兴奋中枢和周围神经。由于按摩能调节人体内的神经系统，因而可消除精神性疲劳。

（4）正确认识阳痿：阳痿并不是不治之症，精神性或心理性阳痿是暂时的，随着精神性和心理性问题的解决，加上一些必要的治疗措施，是完全可以治愈的。阳痿与不良心理会形成恶性循环且逐步加重，无论何种阳痿，若不克服不良心理，它的治疗效果都不会理想。

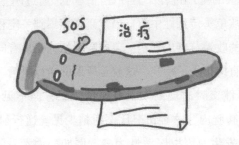

什么是不射精

不射精是指在性交过程中，阴茎能很好勃起，但不出现性高潮与射精。不射精或不能在阴道内射精，也是一种男性性功能障碍。

这种性功能障碍表现为，在性交中一般能维持坚硬的勃起，但却达不到兴奋的高潮，因而不能射精。多数不射精的致病原因也是由于心理因素造成的，如害怕生育、夫妻感情不和、缺乏性教育和经受过特殊的社会心理创伤等。少数患者与神经病变、糖尿病、药物影响等因素有关。

不射精的治疗方法是多种多样的，有性疗法、激素疗法、精神疗法等。但是，运用这些疗法，都应当在医生的指导下进行。

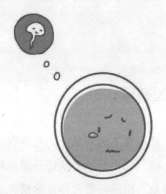

什么是逆行射精

　　射精是一个复杂的生理过程。男性在性交时，通过阴茎和阴道壁的反复摩擦，神经冲动不断从龟头传到性中枢，当性兴奋积累到一定程度，即引起射精。如果射精时输精管的收缩节奏出现紊乱，或膀胱括约肌没有同时收缩，则精液不是由尿道排出而是直接排入了膀胱，这就是所谓的逆行射精。

　　逆行射精是指性交时出现高潮，有射精快感，但不见有精液自尿道口射出，而是逆行射向膀胱内，这种情况比不射精少见。逆行射精常常是不育的原因之一。逆行射精发生原因以医源性为多，例如，手术后膀胱颈部关闭不全；手术损伤了膀胱颈部的神经支配；利血平、胍乙啶等药物副作用影响等。少数患者系疾病所致，包括先天性尿道瓣膜、脊柱裂、膀胱或尿道憩室、尿道狭窄、糖尿病等。

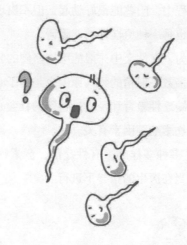

婚后遗精的常见原因有哪些

　　遗精是未婚青年男性的一种正常生理现象。男性发育到青春期，睾丸的精曲小管开始产生精子，精囊腺、前列腺也开始不断地分泌被称为精浆的液体，精子同精浆混合在一起便组成了精液。精液一般贮存在输精管的壶腹部，精液在体内不断产生，当输精管道中贮存到一定数量时，就会发生遗精。人们通常所说的"精满自溢"，就是这个道理。

健康的未婚男性，每月发生 2～4 次遗精，都是正常现象。有些人在一段时间内几个月都不发生遗精，但在一段时间里，却连续几次遗精，这也是正常现象。

结婚以后，有了正常规律的性生活，"精满自溢"现象自然也就不存在了。婚后如果属两地分居，或其他原因而致长时间不过性生活，也可能发生遗精现象，这是正常的现象。婚后如果夫妻性生活正常，但是依然发生遗精现象，并伴有疲乏无力、头昏目眩、精神萎靡、腰酸腿疼等症状就不是正常现象了。

婚后在工常性生活的情况下发生遗精的原因大概有下列几种情况：

① 生殖系统的炎症导致的；

② 房事过频，身体极度疲劳，造成了中医理论中所讲的精关不固的情况；

③ 有些夫妻婚后沉溺在性生活的无穷乐趣中，虽然不可能发生没完没了的性交，但整天都恩恩爱爱，这样思想过分集中在性的问题上，大脑皮质上有一个不消失的兴奋灶而导致婚后遗精。

基于以上几个原因，在此奉劝婚后的青年，要正确对待性生活，适当节制自己的性欲望，把工作、学习与生活的比重放到一个恰到好处的位置，将主要精力集中在工作与学习上，白天除了工作、学习以外，还应参加一些文体活动，睡觉时不要俯卧，被子不要盖得太厚，睡觉时不要穿过紧的内裤，遗精现象就会停止。如果确实是生殖系统的炎症，则应该及时请医生治疗。

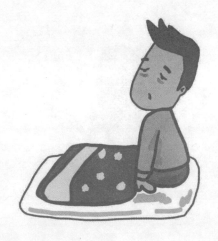

阴茎持久勃起的原因及应对方法

阴茎的勃起，是一个十分复杂的性反应控制过程。它受到脊髓、脑和性激素的三重控制。阴茎勃起的生理基础，是在勃起中枢的支配下，引起海绵窦充血。大脑对勃起的控制，是最重要和最复杂的性反应过程。大脑通过触觉、听觉、视觉、嗅觉以及联想得到性刺激信号，使大脑勃起中枢兴奋，再将信号传给下级脊髓中枢，进而使阴茎发生勃起。

阴茎勃起是性功能发挥的一种表现，性生活完成以后，阴茎很快回复到软缩状态。但是有的人在没有性欲和性冲动时，阴茎却长时间强烈勃起，持续几个小时甚至几天，导致阴茎发生充血、水肿与疼痛。

 阴茎持久性勃起是一种急症，患此症者虽不多见，但发生后常使人措手不及。若不及时就医，会因勃起组织长时间缺血，使海绵体小梁纤维化，导致阴茎失去勃起能力。

现代医学认为导致阴茎持续勃起的原因是迷走神经兴奋、阴茎微循环障碍。临床表明，脊髓损伤、阴茎局部损伤、肿瘤、白血病以及血栓性静脉炎等疾病与伤痛，都可能成为影响阴茎海绵体血管调节失常的因素，从而导致阴茎持续勃起。

发生持久性阴茎勃起，切忌不能企图通完成性生活而使其软缩，发生持久性阴茎勃起时，不能过性生活，而应该及时去医院，在医生的指导下，使用扩张血管的药物，促使阴茎血管内血液回流，让阴茎海绵体减小与停止充血。

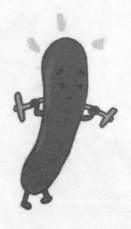

发生包皮嵌顿的应对方法

包茎者或包皮外口狭小的包皮过长者，如将包皮强行上翻而又不及时复位时，狭小的包皮口可勒紧在阴茎冠状沟上，阻碍包皮远端和阴茎头的血液回流，致使这些部位发生肿胀，这种情况称为包皮嵌顿。

包皮嵌顿多因性交或手淫引起。包皮嵌顿后局部有剧烈疼痛，阴茎头部红肿，包皮出现水肿。嵌顿时间愈长，肿胀愈严重，如不及时处理，包皮和阴茎头就会发生缺血、坏死。

包皮嵌顿后要及时将其复位，一般先采用手法复位。这种复位方法可自我进行，用两手食指和中指握住包皮，两大拇指放在阴茎头部并轻轻用力将其推向包皮内，即可使嵌顿的包皮复位。如包皮嵌顿时间较长，手法复位不能恢复者，应尽快到医院就诊，进行手术复位。

预防包皮嵌顿的最好办法是做包皮环切手术，将包茎或过长的包皮切除，就不会再发生包皮嵌顿。

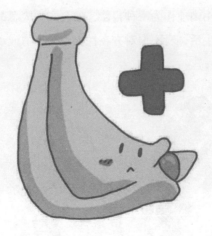

性厌恶及其发生原因

性厌恶是患者对性活动或性想法的一种持续性憎恶反应，有的人性厌恶是表现在心理上的，有的人则表现在生理上，如恶心呕吐、腹泻、心悸等。性厌恶者的表现比较古怪。有人厌恶性交，一年仅性交一两次；有人并不厌恶性交，但却厌恶接吻、拥抱、刺激某个部位或厌恶某个动作；还有人厌恶与性有关的谈话，一听到就会马上转身走开或掩上耳朵；还有人只要一想到与性有关的事情就会莫名其妙地厌恶起来。

性厌恶的表现虽然很令人费解，但是造成它的心理原因还是可以寻找出来的。

（1）性厌恶与某种恐惧性心理反应有关。比如，有的女性受到强奸，这种凌辱对其心灵造成很大创伤，便产生了性厌恶；更有甚者，有的女性并没有这种痛苦的经历，只是在报纸杂志上看到了描述强奸案的文章，想象力便受到了激发，于是也对性厌恶起来了。

（2）性厌恶与某些不可告人的隐私有关。比如有的男青年长有女性乳房，有的姑娘身上多毛或乳房不发育，生怕被异性发觉，便极力回避生活。

（3）还有一种性厌恶是由害怕妊娠的心理派生出来的。这种人主要是女性，她们在青春期里看到了妇女分娩时的痛苦，留下了强烈的印象，便对性接触充满了恐惧，进而形成厌恶感。

（4）性厌恶还能够由一些小事情诱发出来。比如丈夫晚上睡前不刷牙，妻子不能容忍他的口臭味，便对接吻厌恶起来。丈夫给妻子买了一件贵重礼物，妻子便与他性交，觉得是用肉体作为一种报偿，便会产生厌恶的心理。另外，在不自愿的情况下勉强过性生活，看不惯对方在性交中的表情或动作，都可以发展到讨厌性生活的地步。

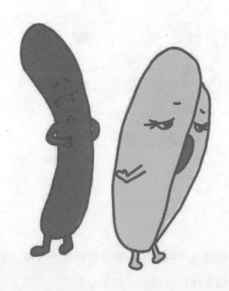

女性性欲低下及其发生原因

性欲低下是指女性对性的欲望不强烈，对性生活不感兴趣。女性缺乏性欲的原因，往往不是生理问题，更多的是心理问题，常见原因有以下几种。

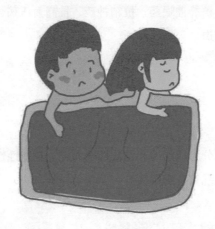

（1）由于女性整天忙于工作和日常生活琐事中，身心疲惫不堪。一个人的精力是有限的，当主要的精力被工作、家务、孩子等牵制，便会逐渐地对性生活丧失了兴趣，即使勉强去做，也难以达到理想的效果，久而久之，就会产生厌倦的心理。

（2）道德观对女性的禁锢和束缚以及传统的家庭教育，导致女性对性的困惑和压抑，这是造成婚后性冷淡的重要原因之一。相当一部分女子从小到大，从青年到老年，从来没有在内心深处真正承认自己也有性要求，没有真正领会到性生活的可贵，反而认为它是可有可无，甚至觉得它是肮脏、下流的，这种羞耻、恐惧、不洁的心理，严重地阻碍了女性性感的自然表露与释放。

（3）有些女性过于纯情、浪漫。从小就沉湎于纯情的爱情和"白马王子"的潇洒、俊美的形象之中，并以此来衡量生活中的对象，即使能碰到理想的对象，但在婚后的生活中也会逐渐地感到不满意，结果由失望发展成绝望，这样的妻子往往把性生活当成是义务，缺乏真正的激情，因为在她的潜意识中，真正的性欲望是留给梦幻中的他的。

（4）性激素。性活动受大脑皮质和下丘脑的控制，与性激素水平有密切的关系。因此，女子在月经期前后，由于性激素水平的下降，性欲相对降低变弱。而老年妇女，由于卵巢逐渐萎缩，性激素水平下降，可以引起性欲淡漠。但补充性激素后，又恢复其对性的要求。

（5）心理作用。有些女子害怕怀孕、人流，尤其是采用安全期避孕者，这些心理状态，直接影响性中枢，抑制了性欲的产生。

（6）性生活的作用。和谐的性生活可以使女性保持良好的性欲，不和谐的性生活，会引起性欲衰退。

（7）药物作用。镇静催眠药、抗精神药、抗高血压药、抗肿瘤药和某些利尿药等均可引起性欲减退。

男性性欲低下及其原因

男性性欲低下可分为功能性和器质性两大类。功能性性欲低下与年龄、性中枢抑制、脊髓功能紊乱等有密切关系。

一般情况，青壮年期是性欲的高峰期，以后随着年龄的增加会逐渐减少对性的要求，这与青壮年以后睾丸功能逐渐降低，睾丸所分泌的性激素水平逐渐降低有关。性功能的个体差异很大并和外界条件有关。

男性性欲低下常见的原因有：

（1）当男性的性兴奋由于某种因素受到抑制时，可产生性欲低下。如工作过度紧张，集中精力学习，脑力劳动过度等，由于影响了高级神经系统的功能，抑制了性兴奋而造成性欲低下。

（2）有些男性缺乏必要的性知识，特别是第一次性交失败后，造成思想压力，不能从性生活中得到快感，逐渐降低了对性生活的兴趣，最后导致性欲低下。

（3）缺乏对性的正确认识。有的男性对性活动缺乏正确认识，认为性行为是放荡不羁的表现，是件不光彩的事，对性活动抱着厌恶心理，当然会出现性欲低下。由于某种原因妻子长期不过性生活，也可引起性欲低下。

（4）心理因素也可导致男性性欲低下。如夫妻感情不和，缺乏异性的性刺激，或妻子过于丑陋，不能产生吸引力。妻子患有性冷淡或害怕怀孕，多次拒绝性交活动，久而久之，使男子对性活动也失去兴趣，产生性欲低下。

（5）如果情绪过于悲伤、忧愁、愤怒，使心态失去平衡，也容易发生性欲低下。

（6）脊髓功能对性欲也有影响，如果长期过度手淫，性交过于频繁，由于脊髓性中枢受到过度刺激，导致脊髓性中枢功能紊乱，也是引起性欲低下的原因之一。

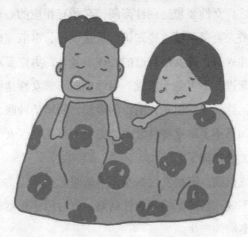

女性性高潮障碍及其发生原因

所谓女性性高潮障碍，是指性欲正常，但在性交过程中，女性虽有明显的性兴奋，但不能体验性高潮，难于获得性满足，这是一种多见的症状，带有较大的普遍性。

性爱是夫妻双方情感的润滑剂，性高潮是夫妻性生活的最高境界。但是性高潮并非人人皆有，而能够获得性高潮的女性也不可能每次性生活都能达到性高潮，有多种因素会对其产生影响。国外学者统计新婚之时女性达到性高潮者为 4%，几年内达到性高潮者占 50%，我国学者对 200 名育龄妇女进行调查，发现有 50% 从未有过性高潮。另一资料显示，夫妻性生活每次达到性高潮的只占 10%，经常达到性高潮的占 48%。

女性不能达到性高潮的原因有以下几种。

1. 女性本身的原因

（1）消极的性观念影响。许多女性在青少年时期接受了不适当的性教育，认为性是肮脏的、羞耻的、淫秽的，这些性的消极观念以潜意识的形式藏在心底，使女性从思想上产生过厌恶感，自己对自己形成了一种无形的约束，在婚后的性生活中显得拘谨、不够放松、被动应付，因而无法达到性高潮。

（2）性知识贫乏。女性要想达到性高潮，必须有相应的心理准备，有良好的性前戏。但很多新婚夫妻都不懂这些知识，只是例行公事般完成性交活动。要想使女性达到明显的性兴奋，除女性自己的心理准备外，男性要对女性的性敏感区进行爱抚，要循序渐进，不可急于求成。男性也应了解女性达到性兴奋的一些信号，如乳房的增大，性红晕的出现，阴蒂的隆起，阴唇的肿胀、色泽变深以及阴道出现分泌物等。如果不了解这些性常识，急于阴茎插入，女性阴道疼痛，自然反感性交，更说不上性高潮了。

（3）身体不适或疾病。有些女性在身体不适时勉强答应丈夫的性要求，力不从心，又担心丈夫不满，自然影响达到性高潮，有时因生殖器炎症，造成性交时疼痛，也会影响性高潮的产生。

（4）早年的不良性经历。个别女性在婚前的某一时期有过不良的性经历，如强奸、诱奸、婚前性行为后被遗弃等，对婚后的性生活会产生明显的影响。一些妇女担心处女膜问题，这既可能对性行为产生反感，又可能因为内疚而影响性高潮的获得。

（5）手淫习惯。长时间的手淫可以提高性的阈值，因而使女性很难从一般的性交中得到快感。

2. 男性的原因

（1）丈夫性功能障碍。某些女性完全正常，可是丈夫有性功能障碍，尤其是早泄，这样女性几乎是难于达到性高潮的，如果丈夫懂得阴蒂爱抚或口与生殖器接触，可以使部分女性达到阴蒂型性高潮，否则，就根本不会达到性高潮。

（2）夫妻性生活不和谐。性生活时男方急躁、动作粗暴，不考虑女方性生理特点，在女方尚未发生性欲冲动时就急于性交。性交时女方尚未达到性高潮、未产生性快感时，男方就射精了。天长日久，女方就会对性生活冷淡无欲，因而也就没有性高潮可言了。

3. 环境的原因

性生活是一种隐私性极强的活动，除夫妻之外不能有他人参与，如果性生活环境不安全，如与其他人共用一套房间，或墙壁不隔音，担心隔墙有耳或怕有人临时来打扰等，均会造成精神紧张，精力不易集中，自然会影响性高潮的到来。某些夫妇在进行性生活时，不但要门窗紧闭，还要关掉手机等，以保证不受意外的惊扰。

4. 其他

如没有安全的避孕措施。有些男女青年在没有采取安全可靠的避孕措施时进行性生活，因为过分担心是否会造成怀孕，精神紧张，因而也不可能有性高潮的出现。

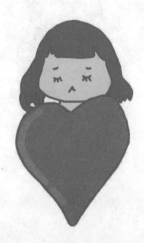

妊娠对女性性欲有什么影响

新婚后，妊娠是一个不可避免的过程。然而妊娠对于女性而言，是一个特殊的生理过程，而性生活是一种高度的精神享受，躯体发生任何病痛、不适都可以扩大心理上的不安和增加精神负担，进而对性生活将会产生明显影响，所以了解妊娠对女性性欲的影响对新婚夫妇尤为重要。

女性妊娠期的不同阶段，其生理变化也有所不同，所以性欲也存在差异。早孕特别是初孕者的早孕阶段（指怀孕的前 3 个月），由于常有疲劳、倦怠、恶心、乳房胀痛等不适感觉而降低了对性欲的追求，性反应也常常减弱。而且怀孕头三个月胎盘和子宫壁连接还不紧密，倘若过性生活，非常容易动作不当或过分兴奋，使子宫受到震动，极易造成流产。为了保证胎宝宝的安全，怀孕头三个月应避免性生活。妊娠中期（指怀孕 3 个月之后至分娩前 3 个月这段时间），不论初产妇或经产妇，性欲及性反应有所增强，常超过孕前水平。妊娠晚期由于高度的不安全感和体态笨拙、情绪焦虑等原因，常表现为性欲和性生活频度显著下降。然而，在整个妊娠期，女性为了减少不适、考虑胎宝宝安全等，往往更多地希望丈夫给予关心、爱恋，渴望身体接触（拥抱或睡在对方怀里），这是配偶要了解和重视的。

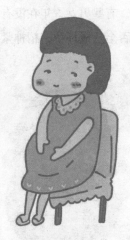

如何预防"蜜月膀胱炎"

新婚后，有些女性会发现小便次数突然增多，一有尿意就急于排尿，排尿时尿道部位剧烈疼痛，排出的尿液可能带有红色血迹，有的人还伴有发热、腰痛等症状，到医院检查尿液，发现尿中有白细胞和红细胞，这就是急性尿路感染。由于新婚女子多发此病，故人们戏称为"蜜月膀胱炎"。在第一次患有急性尿路感染的女子中，属于"蜜月性膀胱炎"的占70%以上，而新婚女子患"蜜月膀胱炎"的约为45%。

1. 新娘为什么容易患"蜜月性膀胱炎"

（1）女性生理原因。女性的尿道比较短、粗、直，而且尿道口与肛门、阴道等较为接近。未婚女子的尿道口、阴道口全被外面的小阴唇、大阴唇等遮盖保护，不与外界接触，不易受外界细菌的污染。

（2）新婚性生活原因。新婚性生活使女性的外生殖器保护屏障受到破坏。由于男女生殖器及其周围都可能有少量细菌存在，性交时不但男性包皮垢堆积的细菌容易进入女方尿道口，同时也为女性自身肛门、阴道的分泌物、排泄物污染尿道口提供了方便，细菌就可能乘虚而入，从尿道口进入膀胱，从而引起尿道炎和膀胱炎。

（3）由于新婚后性交频繁，或男方动作粗暴急速，使女方尿道口受到强烈摩擦与接触，致尿道充血，激惹膀胱，引起尿频、尿急、尿痛。

（4）缺乏基本卫生知识。有的女子不懂得外阴清洗物质的使用，在新婚前后过分地使用浓碱性肥皂洗擦阴部；或为了求得新郎的欢心，新婚之夜在阴部使用化学性爽身剂等，都可以刺激尿道，引发尿路感染和膀胱炎。

2. 预防"蜜月膀胱炎"的最主要对策就是讲究性生活卫生

❶ 性生活前，男女双方都应把外生殖器彻底清洗干净，以减少性交时将细菌带入尿道的机会。

❷ 性交后新娘最好排尿一次，尽量排空膀胱，让尿液冲出尿道里的细菌。

❸ 新婚蜜月的性生活次数也应有所控制，不宜过频。

❹ 新郎的性交动作也不要粗暴急速，以免损伤外阴及尿道口。

❺ 一旦发生了"蜜月膀胱炎"，应立即停止性生活，保持外阴清洁卫生，大量饮水，使尿量维持在每日 1500 毫升以上，以便尿路内的部分细菌随尿液排出体外。若尿痛、尿频较严重，可服用小苏打，每次 1 克，每天 4 次，以碱化尿液，使其不利于细菌生长。

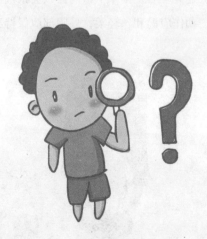

如何应对新婚尿道综合征

有些新婚女子突然发生尿频、尿痛、尿急等现象，但化验尿液却看不到白细胞、红细胞，这些女子患的不是"蜜月膀胱炎"，而很可能是新婚尿道综合征。

新婚尿道综合征不是由于病菌所引起的，而是由于新娘的外阴部不习惯性生活的刺激，新婚反复性交的机械性刺激及性兴奋时局部的充血，使尿道口及阴道口黏膜出现肿胀，这些因素造成新娘尿道口持续痉挛，以及尿道周围腺体的正常分泌功能受阻，于是便出现尿频、尿急、尿痛或排尿时尿道口部位不适等症状，这很容易与"蜜月膀胱炎"相混淆。当然，只要到医院做个尿常规检查，就可以鉴别了。

一旦患了新婚尿道综合征，可以采取以下方法处理：

① 适当休息，减少活动，停止性生活至少 1 周。

② 多饮水、多排尿，以清除尿道中残留的性分泌物。

③ 每天晚上热水坐浴，用温水洗涤外阴部和尿道口。

④ 口服小苏打片，每次 1 克，每天 2~3 次，以碱化尿液，减轻排尿不适症状。

⑤ 排尿疼痛、不适感明显者，可自己用手指在外阴部、两侧大阴唇皮肤周围做轻柔的按摩，这样有助于解除尿道口周围肌肉痉挛。

一般来说，经过上述处理后，排尿不适的症状会很快消失。为了防止再次发生，在进行性生活时，动作应温和、轻柔，外阴部应保持润滑，避免干燥。

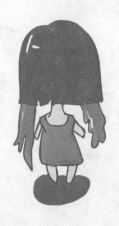

新婚阴道炎的发病原因

有的新娘在结婚一周左右，便会因为感觉到阴部不舒服，到医院检查，检查结果是患了新婚阴道炎。

新婚阴道炎是蜜月常见病之一，致病的"罪魁祸首"往往是不讲究性卫生的新郎。

在女性的性器官中，阴道非常娇柔，十分容易受到外来致病微生物的侵袭而感染发炎。虽然阴道本身有一定的自我保护机制，但在雌激素分泌减少的阶段（如月经前后），阴道内的酸性降低，或是身体患病时，全身抵抗力下降等情况都使得阴道的自卫能力降低。这时，如果新郎没有将阴茎清洗干净就急于过性生活，就会把包皮垢带入新娘的阴道，包皮垢中的细菌就会导致新娘患新婚阴道炎。

新婚阴道炎的严重程度与进入阴道的细菌数量、毒性大小以及新娘的抵抗力有关。如果细菌数量大、毒性强，炎症就比较严重，短期内甚至会发生溃疡或糜烂。

一旦新娘患了新婚阴道炎，应及时上医院请医生诊治，切莫因讳疾忌医而耽误了治病。新婚夫妇也应暂停性生活，待炎症消失后再同房。

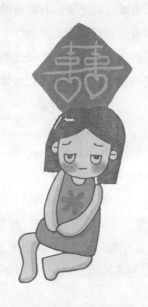

产生新婚期性厌恶的根源及应对措施

新婚性厌恶是指患者对性活动或性活动思想的一种持续性憎恶反应。性厌恶常见于女性，典型的患者表现为在与他的性对象接触中，对性的各方面都充满了否定反应。一般的患者只是厌恶且拒绝性生活，严重的患者会表现出某些生理反应，如周身出汗、恶心、呕吐、腹泻和心悸等。

1. 新婚性厌恶的根源

（1）青春期体像很差而缺乏自信心。例如姑娘有多毛症或乳房不发育等，促使她们产生回避性活动的心理，逐渐发展成为性厌恶。

（2）青春期的性创伤。例如被强暴，她们没有性生活的经历，第一次与异性性交时，竟是在恐怖的气氛下，在暴力的威胁下，在违背意志的强制下，在野蛮的行为过程中度过的，给她们留下的只是凌辱的记忆、痛苦的经历和无限的怨恨。这样，以后只要一提起性生活，就形成条件反射，与过去痛苦的经历相联系，产生厌恶感。

2. 新婚性厌恶的治疗原则

（1）首先要求患者自己有治疗的愿望，有治愈的信心，消除抵制医疗心理。

（2）夫妇双方都要了解有关病理因素，在治疗中互相配合。尽管有些患者的性厌恶不一定与配偶有关，但夫妻一方对这个问题的态度和行为常会影响对方。

（3）性厌恶一般不需要药物治疗，可采用先身体触摸而后进行性生活的治疗方法。

具体办法如下：在开始治疗时，夫妇禁止任何性活动，先进行身体触摸（但不能摸乳房和生殖器），这种触摸只是提高身体对触摸或被触摸的感觉能力和控制能力，减少忧虑，而不是为了性唤起或满足性交需要。这样治疗一段时间后，进一步再同时触摸乳房和生殖器。经过较长的触摸治疗，其憎恶感觉一般都会显著减少，有的性厌恶患者会自然地恢复正常。此时，性厌恶患者对性活动的要求往往比其配偶还强烈。因为性厌恶患者一般无性功能障碍，所以夫妻容易完成从非性交（触摸）至性交活动的转变。

性交中断及其危害

性交中断又称忍精不射，是指在性交过程中，阴茎强烈勃起，但在临近性高潮即将射精时，突然人为地将阴茎从阴道中抽出，控制射精。

性交中断最常见的原因有两个：一是新婚夫妇暂时不想要孩子，又不愿采用其他的避孕措施，只好在性交中男子忍精不射，以此达到避孕目的；二是有的夫妇性交时间较短，男方怕射精太快，影响女方的性快感而中断性交，待射精感觉消退后再行性交，如此反反复复，以期延长性交持续时间，使女方得到性满足；三是被外界打扰，被迫中断性交。

无论是从性生理，还是性心理的角度看，性交中断对身体健康都是不利的。经常采用性交中断方式，往往会导致如下不良后果：

（1）易患阳痿：性交中，人大脑皮质的性中枢，各路性活动控制神经以及性器官都处于高度的兴奋状态。如果突然中断性交，虽然兴奋也会渐渐消退，但它的速度远没有正常射精后的消退那么自然和迅速，这就无形中加重了神经系统与性器官的负担，造成"过度疲劳"的现象。长此以往，就可能导致性功能下降，甚至引起勃起功能障碍。

（2）射精异常：射精是性交阶段正常的现象，是人类性反应的自然过程。在性活动的全过程中，只有射了精，性交才得以圆满结束。如果在性交中强烈地抑制着不射精，偶尔几次未必会发生问题，但经常采用这一方式，就可能造成射精障碍。轻则射精不畅，重则不能射精。

（3）频繁遗精：性交过程中，随着性冲动的激发，各附属性腺分泌增多，精液量也增加。如果中断性交，这些应该排出体外的精液就"半途而废"堵塞了。精液不能正常地"泄"出，性欲得不到充分满足，就会导致非性交活动中的频繁遗精。

（4）无菌性前列腺炎：在正常的性交中，射精后阴茎的勃起很快消退，几分钟内阴茎的血液减少50%～60%，10～20分钟后，性器官的血流状况恢复常态。如果性交中断，那么性器官血流复原的速度就大大减慢，使性器官处于长时间的充血状态。前列腺长时间充血，就会诱发无菌性前列腺炎，引起尿道、会阴等处的不适和腰酸背疼等症状的出现。

（5）诱发血精：突然中断射精，性器官充血消退时间会延长，精囊持久充血，血郁化热，热灼伤精囊壁上的毛细血管，发生精液鲜红、腰膝酸软等症状。

以上几点说明，中断射精是有危害的。虽然说在性生活中要有所节制，但不要强忍不射，这样才有利于健康延寿。

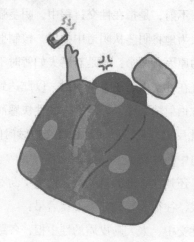

性放纵及其危害

众所周知，性生活对健康是有好处的，性交能够提高大多数人的幸福感和免疫力。已有证据表明，性生活和谐的人往往健康长寿，性生活满足的妇女不易患心脏病。然而，凡事都有一个度的问题，恰当的性生活可以促进健康，而性放纵却对健康有百害而无一利。

1. 如何判断性生活是否过度

性放纵是指超越生理限度的性生活。那么，衡量性生活是否超越生理限度的

如果在性交后第二日或几日之内，出现以下情况，又查不出其他原因，就可以认为是过度了，就应当有所节制，适当延长性生活的间隔时间。

① 精神倦怠，萎靡不振，无精打采，工作容易感到疲乏，学习精力不集中，昏昏欲睡。

② 全身无力，腰酸腿软，懒得动，头重脚轻，头昏目眩，两眼冒金星。

③ 面色苍白、两眼无神、神态憔悴，形体消瘦。

④ 气短心跳，时出虚汗，失眠多梦，不易入睡。

⑤ 食欲减退，不思饮食，胃纳欠佳，并有轻度恶心感。

客观标准是什么呢?

如果出现上述状况,就表明性生活过度了,应及时纠正,减少性生活次数,严重者,应暂停一段性生活。但是,对此也不必过于担心,因为一般的性生活过度,只要暂时停止一段时间的性生活,注意休息,加强营养,对健康并无大碍。当然,如果继续放纵自己,后果就不好了。

2. 性放纵到底有哪些危害

(1)性放纵对内分泌的影响。人的生殖器官的发育和性的生理功能,都有赖于性腺分泌的性激素。性腺是内分泌腺的一种,与整个内分泌系统有着密切的关系,并互相影响。例如,甲状腺、肾上腺的功能异常可以影响性腺分泌性激素的功能,从而影响性欲;反过来,长时间强烈的性兴奋刺激能使性激素的分泌异常,进而通过神经体液的反馈,影响到垂体、甲状腺、肾上腺的正常分泌功能。

(2)性放纵对免疫功能的影响。性放纵的人由于长期频繁性交,反复、高度的全身性兴奋,必然促使能量高度消耗,器官功能的适应性减少,从而使人体免疫系统的调节功能受到影响而减弱。国外有学者对患不育症中性生活过频的夫妇进行免疫功能测定,发现大部分患者的血清免疫球蛋白较正常人显著偏低。

(3)性放纵对神经系统的影响。性生活是中枢神经系统一系列兴奋反射的过程,也是大脑皮质紧张活动的过程。长期的性放纵必然使高级神经系统的功能处于冲动的涣散状态,从而由兴奋转向紊乱。

此外,性放纵使得生殖器官长期、频繁地受到刺激,也容易引起局部损伤、炎症甚至肿瘤的发生。

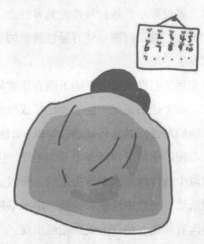

婚前手淫会对婚后性生活有影响吗

手淫是性冲动时的自慰行为，手淫是没有异性参与的性行为。男人在性欲冲动以后用手指摩擦、抚弄阴茎来引起快感而达到射精的目的；女子在性冲动时用手指或其他器物刺激阴蒂、阴道而达到快感的目的，都称为手淫。手淫多发在青春期之后的青年中，男多于女。过去人们认为，手淫是解决性要求的一种不正常手段，也是一种不良习惯。社会上也宣传手淫是十分有害的，有些人甚至说手淫会抽干骨髓，大伤元气，甚至精神失常或双目失明等。

当前，几乎所有的医学工作者都承认手淫无论对身体或是对精神皆是无害的；它是除了性伴侣之间的异性性交之外的第二种性乐趣的来源和性宣泄的途径。从现代医学和心理学观点来看，手淫是人类的一种正常的生理活动，是为了缓解因性紧张的积累而引起的不安和躁动的一种自慰方式，它是对性器官的有意刺激，是一种自身的、合理的性宣泄手段。

手淫可见于以下三种情况：

① 手淫可用于青春期和性禁欲期的一种替代的性活动形式。
② 手淫是性自我满足的一种最适合的形式。
③ 现代性治疗学家们在治疗某种性功能障碍时运用手淫技术作为初级阶段的治疗措施之一。

在人类性行为的正常发展过程中，从自我性爱到异性恋形式的转变要经历三个重要时期：第一时期：手淫；第二时期：伴有异性接触的手淫；第三时期：异性接触，不再手淫或偶尔发生手淫。

无论男女，到了青春期后，在性激素的影响下随着正常的性发育都会自然而然地产生性冲动和性要求。由于他们正处于性生理已经成熟而性心理发育尚未成熟的性不平衡发展阶段，他们对性问题满怀疑惑、好奇、幻想，作为一种生理本能，他们会在性生理和性心理的驱使下在好奇中开始手淫。由于性冲动更多的不是受大脑支配，而是由血液中的性激素水平所决定的，所以这是一个不以人们的意志为转移的自然的生理活动。当血中性激素达到一定水平后，人的性冲动就会自然产生，与之伴随的手淫或其他一些行为就会相继出现。

人从性成熟到能够合法地满足性要求，一般要等待七八年甚至更久的时间。而这段时间的性能量偏偏最高，他们总要寻找机会宣泄或解除性紧张的困扰。除非在性冲动生成之前通过紧张的学习和工作，通过丰富多彩的业余生活把多余的能量化解掉或使之得到升华，不然的话，总要寻找机会来宣泄这种能量。

在这种情况下，对于未婚者或已婚而没有性生活机会的人来说，手淫大概是最方便、最简单、最安全的宣泄方式，它既不涉及异性或卷入感情的纠葛，也不会导致性攻击甚至性犯罪的发生，所以它是一种合理的解除性紧张的方式，也避免了一部分因性冲动引起的社会问题的发生。

即使一个性成熟的男子从未手淫过，他也会通过遗精的方式使性能量得到释放，同样，女性则可通过性梦来释放性冲动的能量。性高潮总会出现，男性则总会伴有性冲动带来的激动和性高潮即射精带来的快感。而作为女性性生理成熟的标志即初潮的来临则不伴有性冲动，也不伴有性高潮，它只是内膜脱落造成的出血，所以性成熟的标志并没有给女性带来更强烈的感受，相反，出血还往往令她们感到恐惧、不安和厌恶，于是她们也就不像男孩子那样反复地去演练或寻求模拟那种性高潮的体验，因此女性在婚前手淫的人数明显低于男性。

很多青年总怀疑自己的性器官不正常，认为是过去几年的手淫影响了性器官的发育。事实上，手淫不仅不会影响性器官的发育，反而会促进它的发育，尤其是龟头的发育。有的青年害怕婚后出现不育，甚至说精液里出现的小凝块就是死精子或畸形精子，便对过去染上手淫懊恼不已，想到将来可能不会生育，甚至连女朋友也不敢交了，不少人还想到轻生。其实，手淫绝对不会造成不育后果。手淫还是医学上应用最广泛的收集精液以便进行检验的办法，手淫简便易行，收集的精液标本完全、洁净，不会影响化验结果。

更多的青少年害怕手淫后出现性功能障碍，其实手淫不仅不会造成性功能障碍，相反，它还可以作为性欲抑制、性高潮障碍、早泄、阳痿和阴道痉挛等的治疗措施之一。女性婚前是否手淫与其婚后能否达到性高潮相关，婚前感受到手淫高潮的妇女，婚后很容易达到性高潮。这是因为女子通过手淫学会了自我刺激的有效技术，并把它带到婚后性生活之中，这对于融洽夫妻关系来说是十分重要的。

手淫对于残疾人及独居的人缓解性紧张也有一定的意义。手淫导致的高潮射精有助于引流前列腺内的淤积物，从而能够使炎症得到消散。因此，有些人总是把自己的前列腺炎归咎于手淫是没有根据的。对于男子来说，如果在手淫时学会适当忍耐，尽量晚一点射精，还可以达到预防性交时早泄的效果。但是，如果在不安全的场合下手淫，总是怕被别人发觉匆匆行事，就会养成只经很少刺激就能射精的习惯，为今后性交发生早泄种下苦涩的种子。

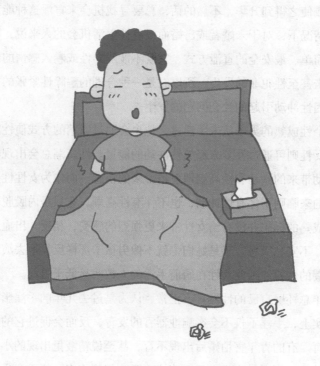

射精后为什么会感到疲劳

　　射精是一个复杂的生理过程。男性在性交时，阴茎和阴道壁摩擦，神经冲动不断从龟头传到性中枢，当性兴奋积累到一定程度时，即引起射精。

　　精液是由精浆和精子组成的。男子每次性生活时，排出的精液量为2～6毫升，其中绝大多数是精浆，只有不足1%的是精子。精浆中90%以上的成分是水，其次是果糖、清蛋白、胆固醇、无机盐及各种酶类。精子产生于睾丸，健康男性睾丸每天生产几百万到几千万个精子，主要贮存在附睾，一般储留5～25天，时间过长则自然衰老死亡，被附睾内的巨噬细胞消化吞噬。

　　因此精液并非什么神秘的物质，一个人也绝不会因性交射精而造成营养丢失，损害健康。

射精后感到疲劳，其实是紧张的高级神经活动兴奋后，随之而来的全身松弛现象，与疲劳是完全不同的生理反应。生活中也确实不乏其人，因性生活过度而身疲体倦，这也绝非几毫升精液的排泄所致，而往往是因为在短时间内反复多次的性活动，引起机体能量大量消耗，睡眠不足或精神过度兴奋、紧张，导致机体功能紊乱，或患有某些疾病，体力尚未恢复等造成的。

有的人因怕射精后精液丢失，妨害身体，于是性交时忍精不射，这种做法是有害无益的。因为，人的生殖器在性兴奋时，都处于高度紧张和充血状态，只在射精过后才能得以迅速消退和松弛。如在性交时强忍不射，会使生殖器和周围肌肉群长时间地处在紧张、充血状态，轻则引起会阴部酸胀不适，重则导致前列腺和精囊腺肿胀、发炎、出血，从而导致精液分泌功能障碍、射精不能、阳痿不育等后遗症。

忍精不射还会使神经中枢的紧张得不到松弛，久而久之性神经的兴奋性减弱，出现性欲下降、性快感消失，以及失眠、头痛、神经衰弱等。所以，在正常的性生活中，应顺其自然，有精则泄，既有利于提高夫妻性生活的质量，又能促进自我身心健康。

新娘"蜜月综合征"产生的原因及预防对策

有些新婚女性，在蜜月期间，性情突然变得焦躁不安或易怒或冷淡忧郁，有的甚至出现食欲不振、体重减轻、失眠等症状，尤其是那些温柔多情、性格内向的女子，情绪会突然出现巨大变化，给新郎一种莫名其妙的困惑。有人把新娘的这一现象称为"蜜月综合征"。

1. 新娘"蜜月综合征"的原因

（1）对陌生环境的不适应。有的男女青年是经人介绍认识的，恋爱时间短，平时接触又少，有的还是受父母之命、媒妁之言结合的。这样一来，新婚后会产生一种"人地生疏"之感，陌生的环境对新娘造成很大的心理压力，使她们感到抑郁、孤独乃至精神恍惚。

（2）对婚后生活的顾虑。有的女子，特别是那些屈服于某种压力才勉强与男方结合或感觉自己地位低于男子的女子，由于自尊心的强烈作用，心中总有一个无形的沉重包袱，以致对婚后生活顾虑重重。

（3）月经周期的影响。有的女子新婚期恰逢月经前期情绪低落，并伴有头痛、眩晕、失眠梦多、焦躁不安、精神忧郁、容易疲劳。

（4）新婚性生活不和谐。一些新娘因居住条件的限制，怕人听见而存在羞涩心理，或因旅游疲劳导致的困乏感，或对性生活缺乏正确的认识，感到恐慌和紧张，还有因新郎在性生活时动作过于粗鲁等，所有这些都可能造成新娘对性生活的不适应，进而产生性冷淡、惧怕和忧郁的情感等。

2. 如何预防新娘"蜜月综合征"

① 新郎及其家庭成员要破除门第等旧婚姻观念，使新娘有一种"家庭一员"的良好感觉，以消除新娘不良的心理压力。

② 新娘要善于从主观上控制自己的情感，从而保持良好的愉悦的心情。

③ 若新娘出现了经前期情绪低潮反应，要注意休息，新郎应给予更多的关怀、照顾和体贴，多与之谈些轻松而有趣的事，使她感到温暖而亲切，并要暂停性生活。

④ 新婚夫妇应学些有关性方面的知识，使自己对性生活有一个正确的认识。

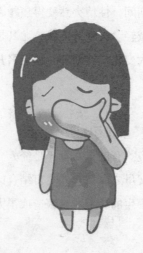